戒毒脱瘾九训系列

施红辉　主　编

U0862620

戒毒脱瘾九训简易读本

主　编　施红辉

暨南大学出版社
JINAN UNIVERSITY PRESS

中国·广州

《戒毒脱瘾九训简易读本》编委会

目 录

前 言

为了帮助戒毒人员尽快彻底摆脱毒魔的纠缠，走向新生，广东省劳教系统民警在充分学习吸收国内外戒毒理论和原理的基础上，总结分析本系统数以万计的戒毒案例，结合工作实际，编写了这本供戒毒人员使用的《戒毒脱瘾九训简易读本》。考虑到戒毒人员由于此前吸食毒品，身心受到了极大伤害，在完成生理脱毒，迈入心理脱毒之际，身体、心智往往处在人生的第二次“婴幼期”，在这一特殊时期，教育和训练必须采取特殊的方法、方式，方可收到良好的效果。因此，我们一改以往的教材编写风格，尝试以简明的文字、直观的图画编撰本书。为使学员在学习训练中更好地利用本书，编委会认为须对本书作如下两方面的说明：

（1）关于本书的篇章结构问题。

《戒毒脱瘾九训简易读本》是在《戒毒脱瘾九训理论与实操》的基础上，总结提炼而成的。在编写过程中，编委会的民警本着通俗易懂、易于掌握的原则，基本上采用了统一规范的节式篇章结构：每一训通过导语的形式总结前一训要点，引出本训的训练内容和训练目标，然后介绍基本概念和训练方法，最后布置训练作业。当然，部分篇章考虑到该训的实际情况，没有统一采用这种模式，但都本着方便大家阅读和理解的原则出发，最大限度地保证本书的实用性和可操作性。

（2）关于本书的写作风格。

针对戒毒人员普遍存在文化程度较低、理解能力较差、接受能力较弱等特点，本书的编写风格坚持尽量减少文字描述的原则，采取插图、漫画和卡片的美术形式，力求将全书编成色彩艳丽、图文并茂、生动活泼、浅显易懂、方便携带、出所后仍可使用的读本。希望大家对本书喜欢看、看得懂、记得住、照着做、好掌握、愿接受。

《戒毒脱瘾九训简易读本》是编委会的民警从平时实践的“行”中，点点滴滴提炼成的“知”。希望大家能够充分利用好这一教材，通过课堂及自身的反复训练，有效增强拒毒意愿、完善人格个性、慰藉受伤心灵，将九训中的相关拒毒技巧逐步固化成自身行为习惯，从而有效地提升戒毒效果，最终胜利回归到正常的生活当中。

编 委 会

二〇一二年四月十八日

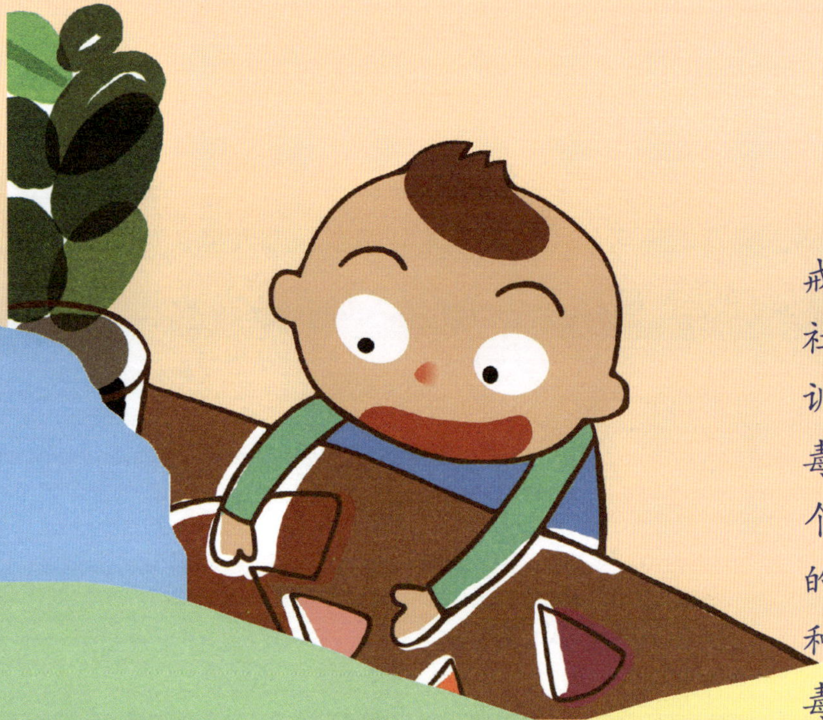

导 语

戒毒脱瘾九训，是广东省劳教（戒毒）管理局借鉴中外戒毒工作经验，运用科学的原理和手段，针对戒毒人员回归社会可能复吸的自身因素，采取分阶段、流程式的九种规范训练，帮助戒毒人员彻底戒除毒瘾，成功回归社会的一套戒毒脱瘾教育模式。它由“毒瘾再认知、增强戒毒意愿、修复个性缺陷、情感召唤与忏悔补偿、应对高危情境、预防复吸的技巧、静心冥想、康复习惯的养成和回归社会适应”这九种规范的戒毒训练科目组成。其目的是帮助戒毒人员树立戒毒信念，完善人格个性，掌握戒除毒瘾技巧，增强拒毒、防毒能力，保持操守，有效戒除毒瘾。

五大特点

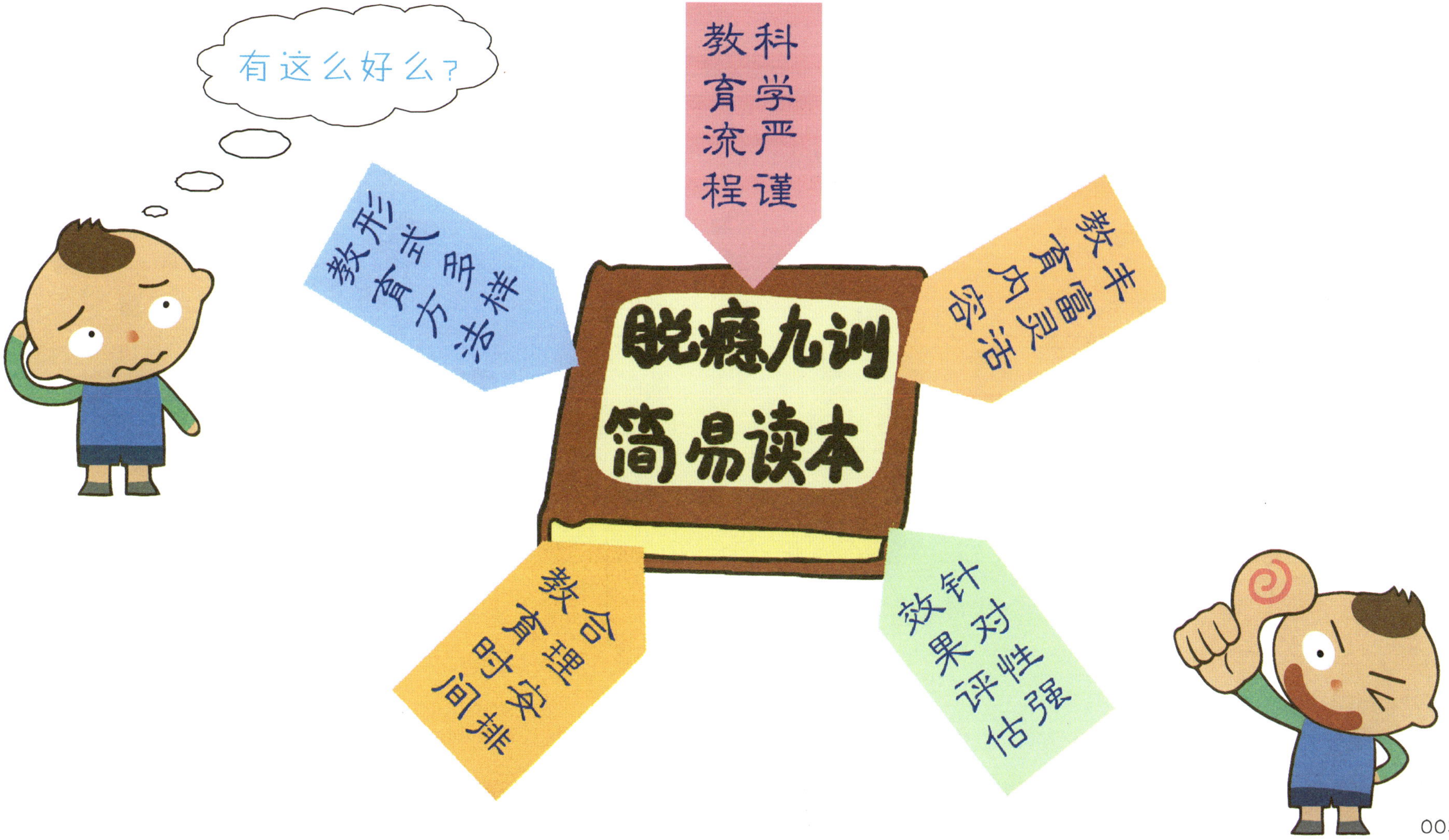
有这么好么？
脱瘾九训
简易读本
科学严谨
教育流程
丰富灵活
教育内容
形式多样
教育方法
合理安排
教育时间
针对性强
效果评估

相互关系

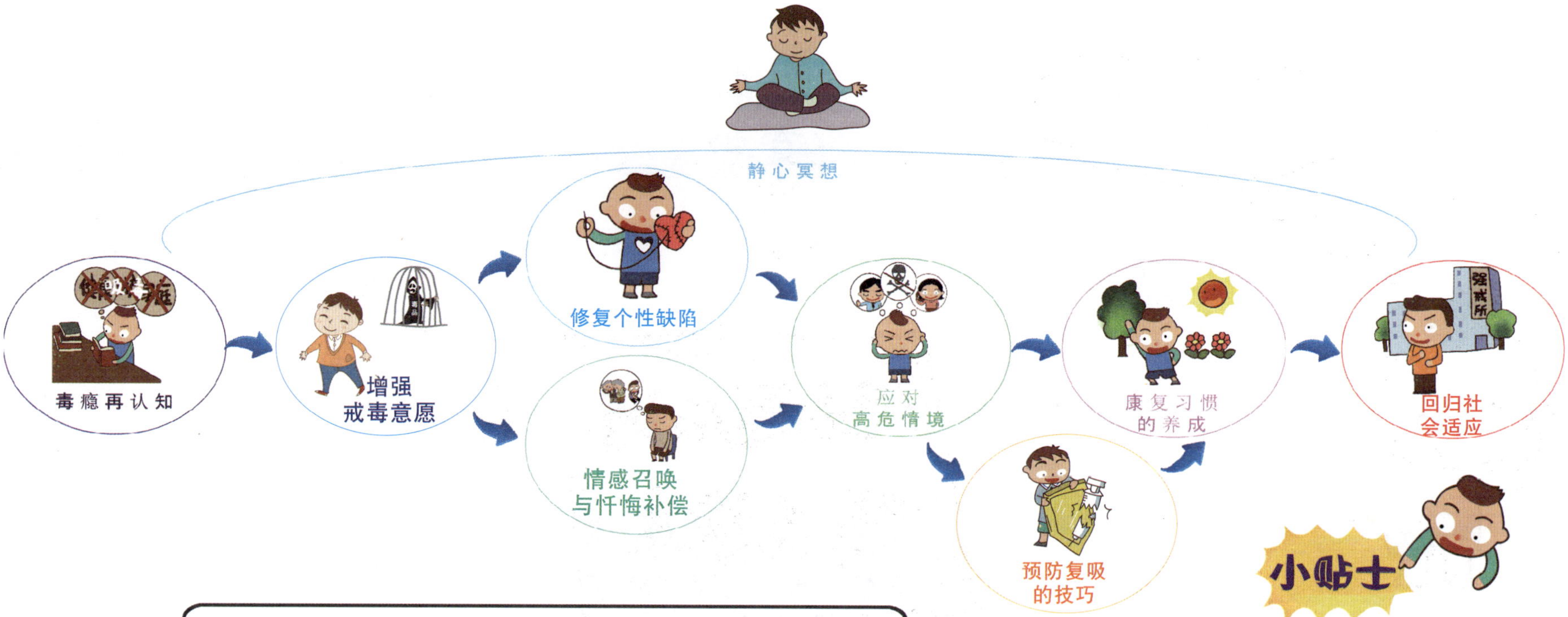

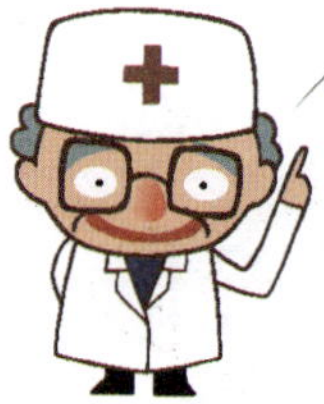

戒毒脱瘾九训是一个循序渐进、相辅相成、密不可分的有机整体。

小贴士

第七训“静心冥想”并不是从第六训结束才开始练习的，而是由始至终贯穿整个戒毒过程的！

三个阶段

第一阶段：坚定戒毒信念，树立戒毒信心。通过第一、二训的练习，可以使大家深刻了解毒品的危害、成瘾的机制、戒毒的难点，学会分辨真假意愿，从而增强戒毒意愿，真正实施戒毒行动。

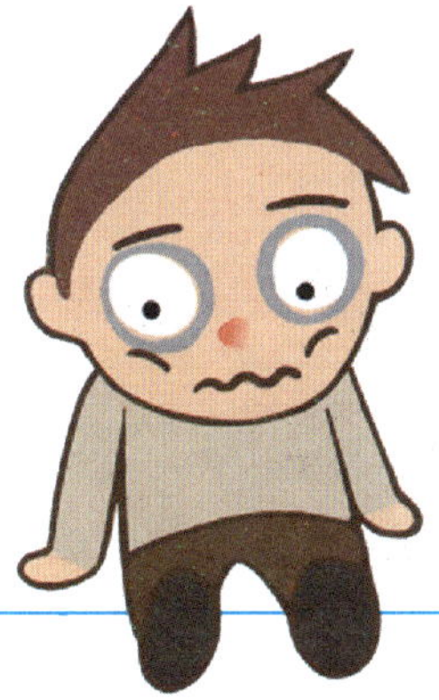

第二阶段：拒毒技巧训练阶段。通过修复个性缺陷、情感召唤与忏悔补偿、应对高危情境、预防复吸的技巧及静心冥想五个方面技巧的反复训练，提高大家的拒毒、防毒能力，进一步树立戒毒信心。

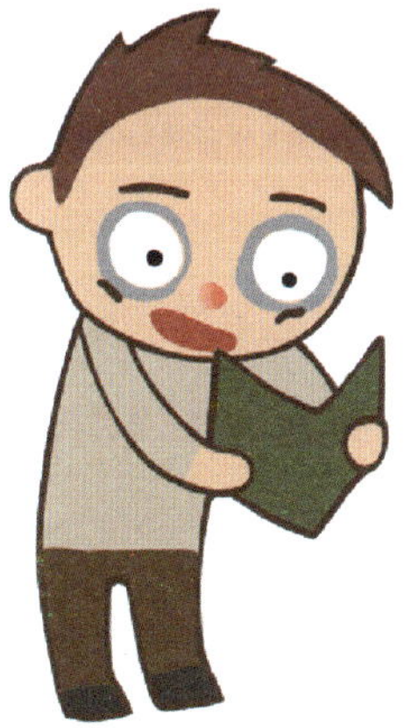

第三阶段：回归社会阶段。通过康复习惯的养成及回归社会的训练，帮助大家把戒毒行为通过外在的反复训练，固化为内在的习惯。

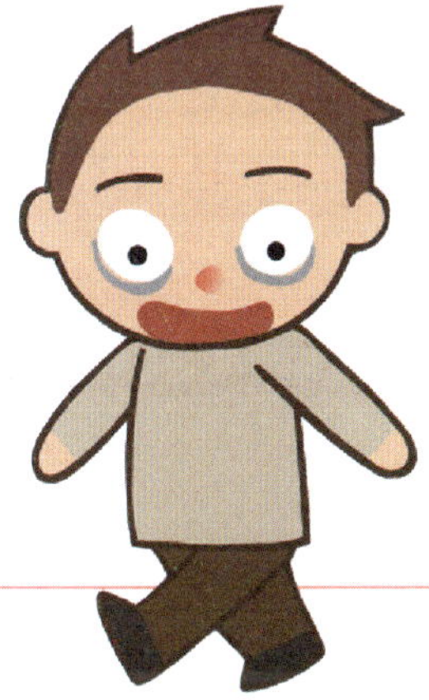

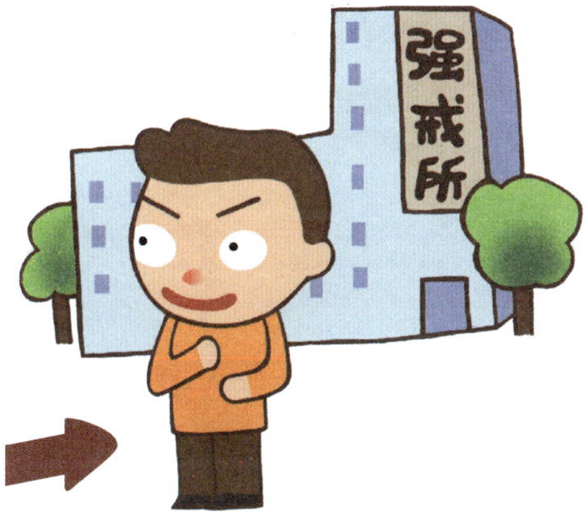

目标及意义

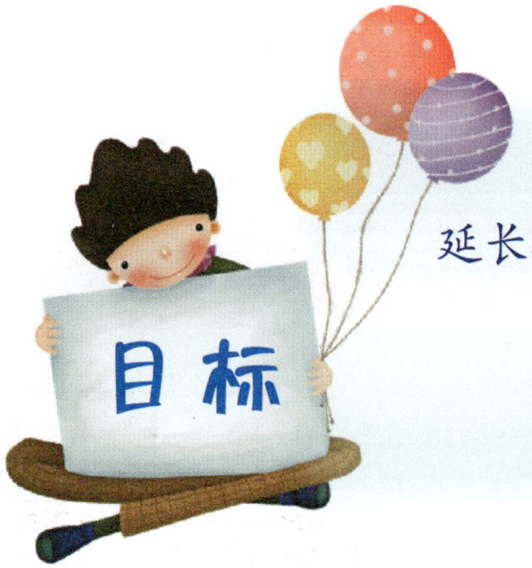

戒毒脱瘾九训通过一种规范训练，增强大家的戒毒意愿，延长操守时间，降低复吸率，最终实现三个戒毒目标：

一、初期目标：树立戒毒信心，掌握戒毒技巧。

二、中期目标：完善人格个性，延长操守时间。

三、长期目标：终止吸毒行为，融入社会生活。

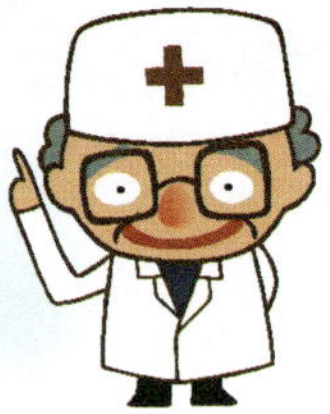

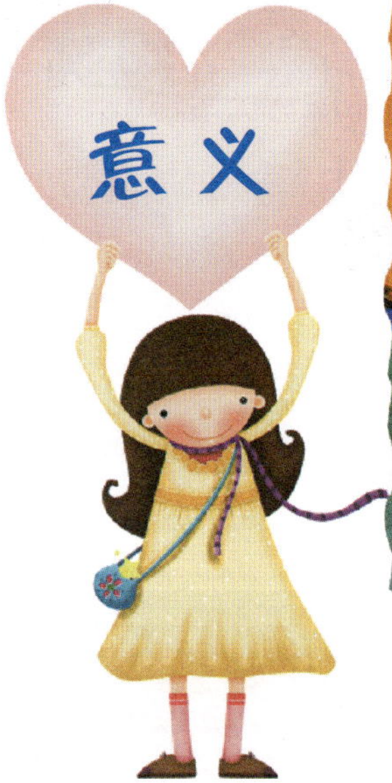

一、戒毒脱瘾九训内容丰富多彩，针对性、实用性、操作性强，为戒毒脱瘾提供了新的手段。

二、教学形式活泼多样，可以提高大家参加训练的兴趣，增强积极性。

三、构建增强戒除毒瘾能力的新平台。通过戒毒脱瘾九训反复强化训练，帮助大家巩固戒毒效果。

四、树立“训学结合”的戒毒新理念，训中学，学寓训，提高训练效果。

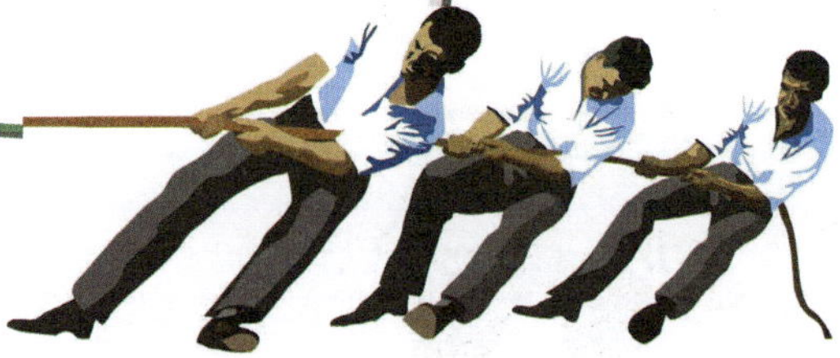

训 练 规 则

训 练 规 则

只有严格遵守训练规则，才能保证有良好的训练效果，从而提高拒毒能力和戒毒的成功率。因此，大家要做到以下三点：

一、严格训练，体验效果

按照要求进行训练，体会每次训练后的效果，加以对比，互相交流，逐步提高。

二、对照标准，制订计划

将每训的训练标准作为一个短期目标，围绕这个目标制订合理、可行的计划。

三、实现计划，巩固效果

严格执行计划，达到训练效果后，仍要继续反复练习，不断地巩固效果。

温馨提示

各训内容不同，方法各异，要认真按照每训的要求去做，反复练习，才能收到成效！偶尔一两次中断训练，并不要紧，不要有思想负担，继续按计划进行即可。

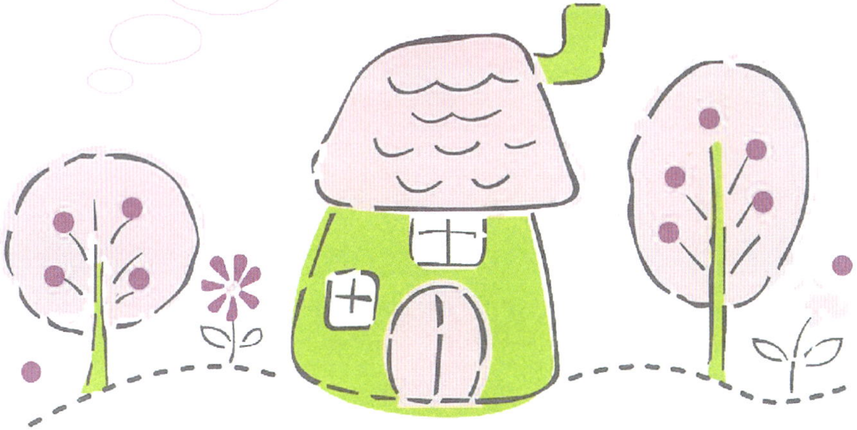

第一训

毒瘾再认知

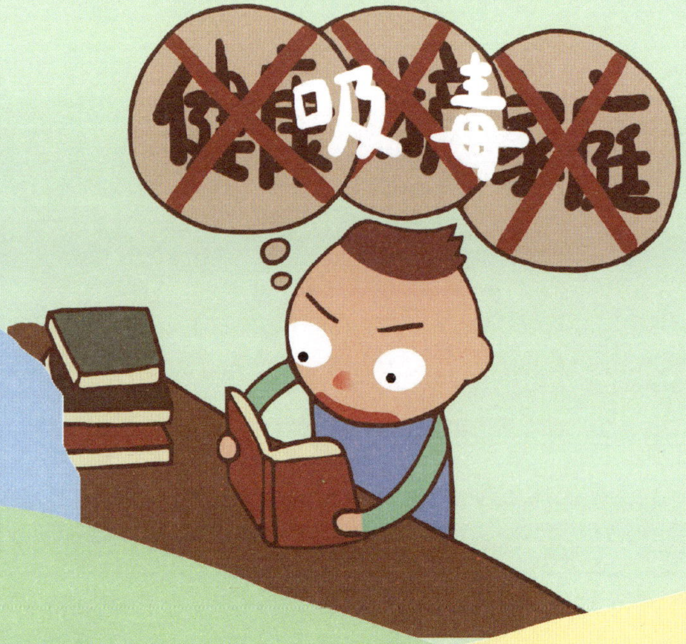

导语

本训将着重帮助大家了解毒品及毒瘾的有关知识，进一步明白毒瘾形成及难戒的原理，进一步深刻认识毒品对个人、家庭及社会造成的严重危害，进一步理解毒瘾是可以戒除的道理，从而帮助大家树立戒除毒瘾的信心，坚定彻底戒除毒瘾的信念，为脱瘾训练做好充分的准备。

一、毒品

毒品的定义

《中华人民共和国刑法》第357条规定，毒品是指鸦片、海洛因、甲基苯丙胺（冰毒）、吗啡、大麻、K粉、可卡因以及国家规定管制的其他能够使人形成瘾癖的麻醉药品和精神药品。《麻醉药品及精神药品品种目录》中列明了121种麻醉药品和130种精神药品。毒品通常分为麻醉药品和精神药品两大类，其中最常见的主要是麻醉药品类中的大麻类、鸦片类和可卡因类。

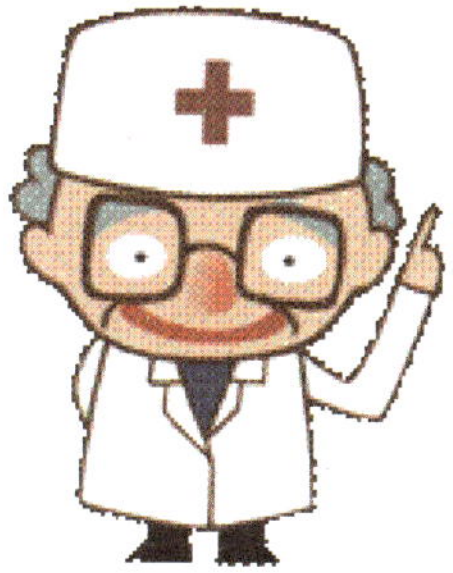

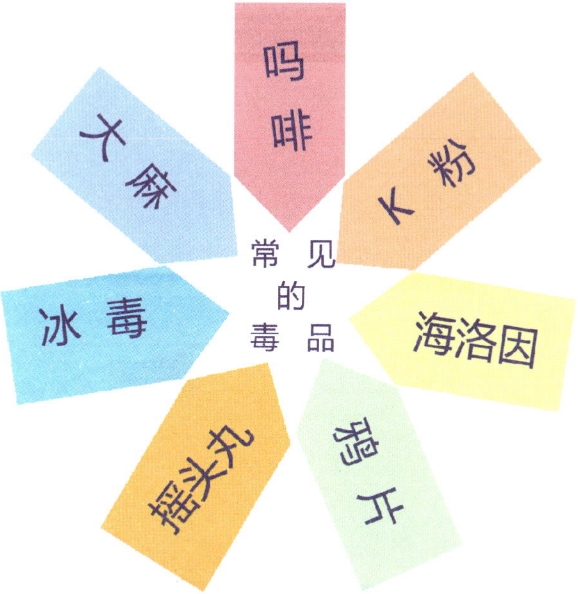

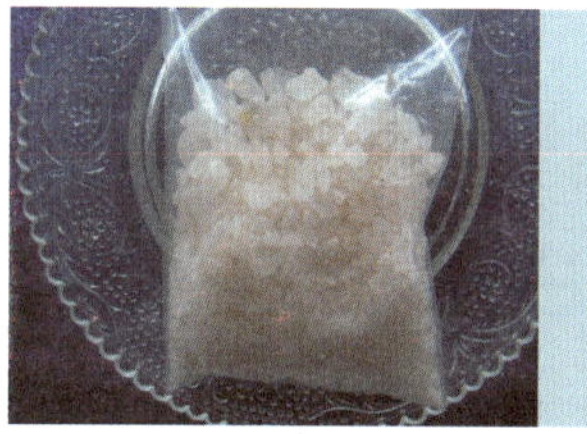
冰毒

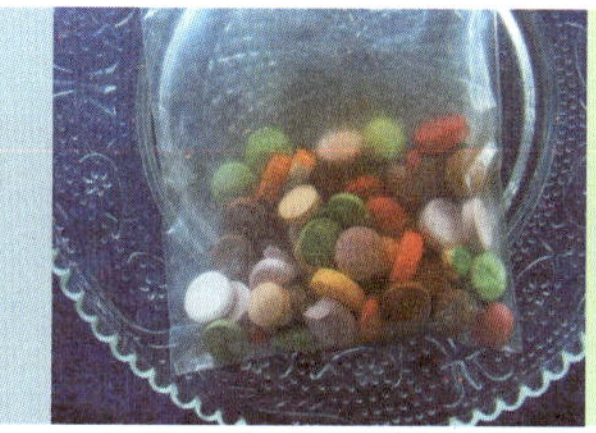
摇头丸

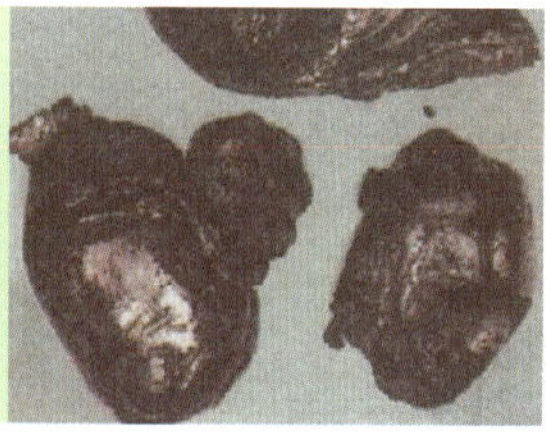
鸦片

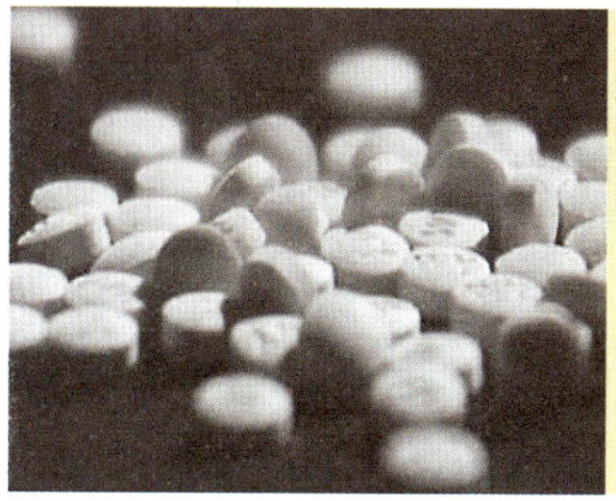
海洛因

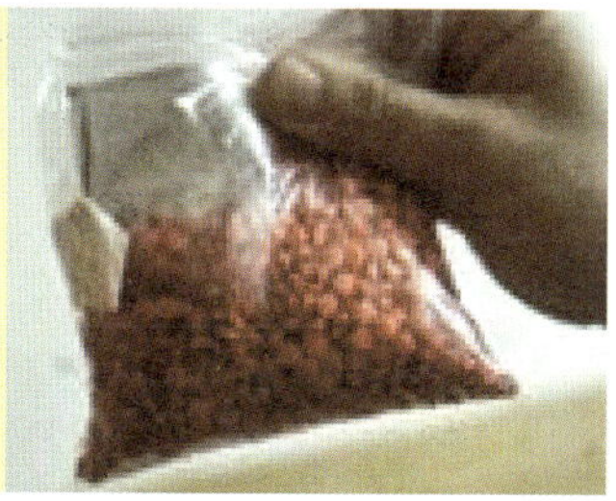
吗啡

毒品的危害

1 毒品成瘾的医学原理

成瘾的神经生物学基础位于大脑的边缘系统，即脑内多巴胺奖赏系统。科学家分析发现，成瘾药物会不同程度地增强中脑边缘奖赏环路的DA活性。长期滥用成瘾药物强烈地刺激大脑边缘系统，使边缘系统错误地将成瘾药物作为主要事件来处理，这些药物会导致脑部神经细胞长久性变更，戒除时又会产生十分痛苦的戒断症状。这就是停止使用成瘾药品如此困难的医学原因。

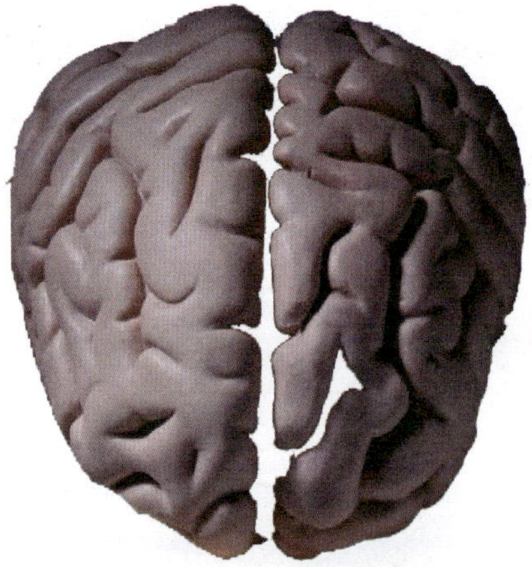
正常的大脑

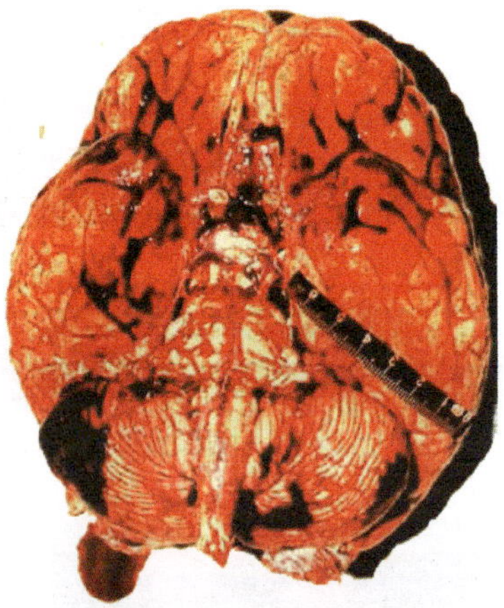
吸毒后大脑的病变

2 毒品对吸毒者身体的危害

（一）吸毒对身体的毒性作用。吸毒后，毒品会对人体器官造成损害，让吸毒者产生病态反应，例如，嗜睡、感觉迟钝、运动失调、出现幻觉、妄想、定向障碍等。会对人类的大脑造成巨大的破坏。

（二）戒断症状。戒断症状是长期吸毒造成的一种严重和具有潜在致命危险的身心损害，通常在突然终止用药或减少用药剂量时发生。

（三）吸毒所致精神障碍，如出现幻觉、思维障碍等。

（四）感染性疾病，如化脓性感染、乙型肝炎、性病，甚至是艾滋病等。

（五）产生身体依赖性和精神（心理）依赖性。

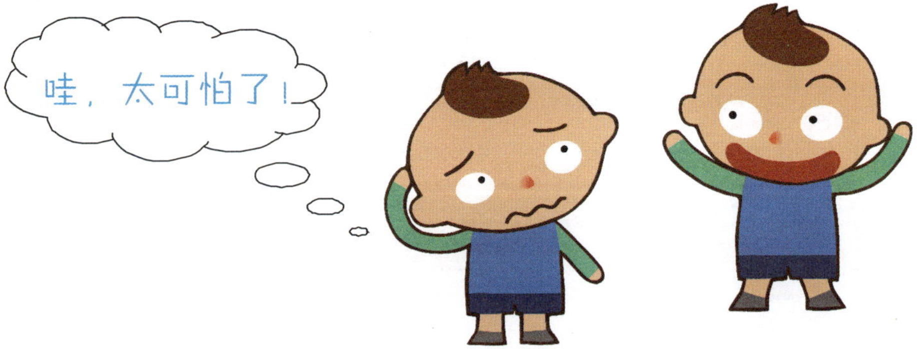

3 毒品对吸毒者家庭、社会的危害

（一）毒品破坏家庭

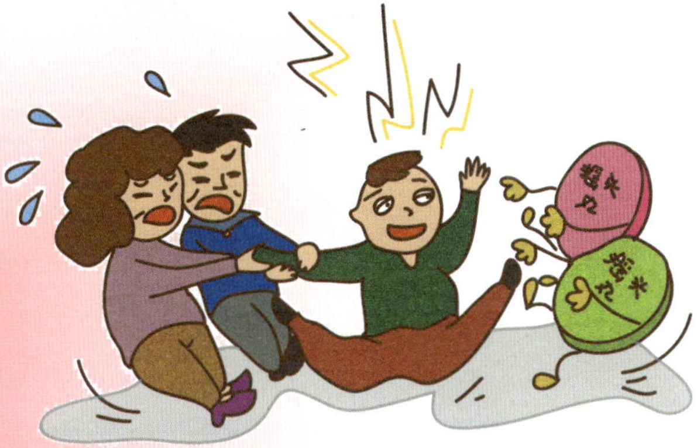

吸毒者身体虚弱、精神颓废、身染恶疾、无法劳动、毒资耗费巨大，给家庭造成巨大的经济压力。

吸毒后人的人格扭曲，根本谈不上对家庭的责任感，给原本和睦的家庭造成极大的伤害，甚至破裂。

吸毒者因吸毒易染上肝炎、性病、艾滋病等，同时也容易传染给家庭的其他成员。

（二）毒品危害社会的安全稳定

吸毒者普遍丧失正确的人生观、价值观，人格扭曲，难以自拔。毒瘾发作时，常会做出一些反常举动，如寻衅滋事、打架斗殴，甚至暴力事件，危害公共安全。

毒品败坏社会风气，突出表现为玩物丧志毁自己、泯灭良心害他人、道德丧尽伤社会，使国家利益受到损害。

毒品的兴起，造就了一批暴发户，他们依靠毒品犯罪聚敛财富，扩充实力，贿赂军政官员，渗透国家机构，破坏政治秩序，动摇合法政府，危害政治稳定。

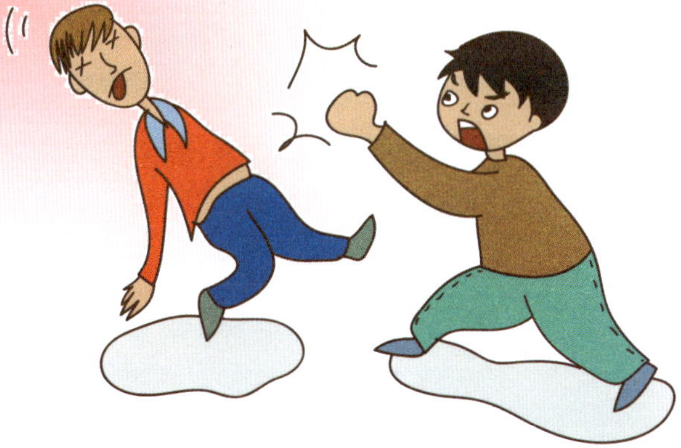

二、毒瘾

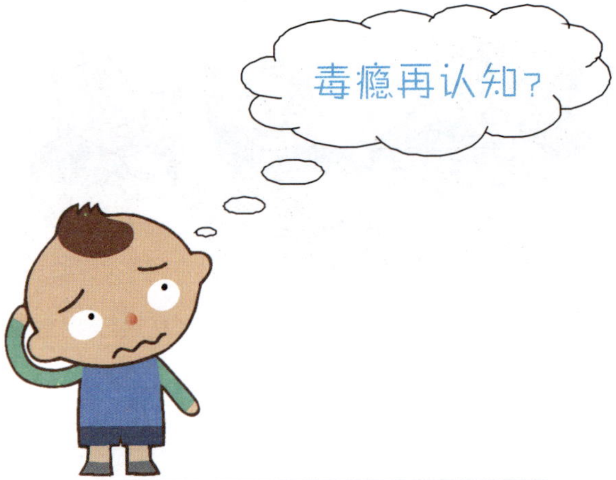

“毒瘾再认知”就是在对毒品和毒瘾认识的基础上，通过讲解、学习、系列训练等手段，对毒品和毒瘾的认识进行更正、加深和重新判断的过程。

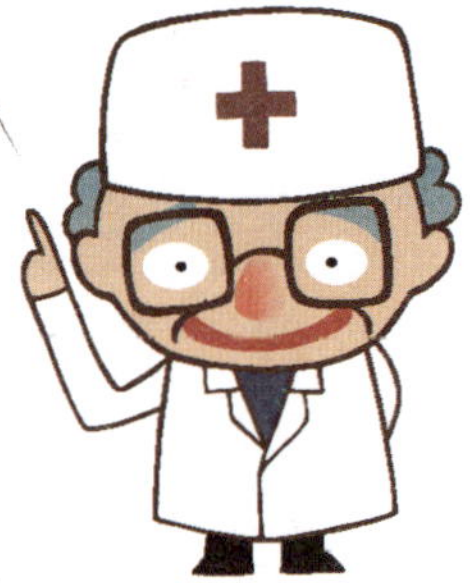

毒瘾的定义

毒瘾，指吸毒人员因反复使用毒品而导致的慢性复发性脑病，表现为不计后果、强迫性寻求及使用毒品的行为，同时伴有不同程度的危害个人健康及社会的行为。

判断毒瘾的三个标准：

1.经人体生物样本检测证明其体内含有毒品成分。

2.有证据证明其有吸食、注射毒品行为。

3.有戒断症状或者有证据证明其有吸毒史，包括曾经因吸食毒品被公安机关查处或者曾经进行自愿戒毒等情形。

毒瘾的定义

- **病理性**：长期吸食毒品会损害人体身心健康
- **耐受性**：需要增加剂量以达到所需要的效果
- **药物依赖性**：吸食毒品以获得满足或避免不适感
- **复吸倾向**：明白毒品的危害，多次努力尝试停止使用却不成功

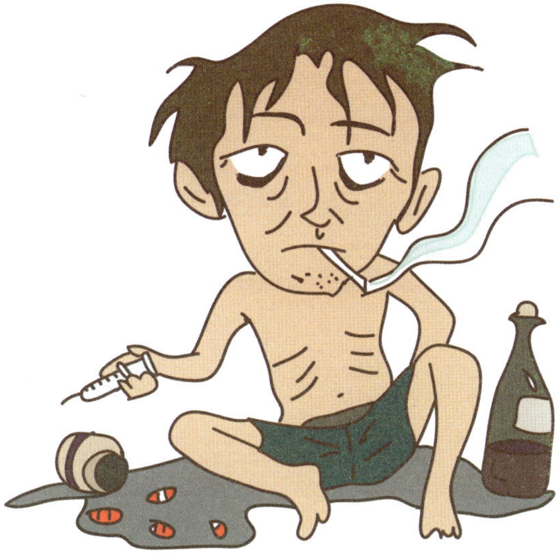

毒品误用

毒品误用是指选择不适当，或在不知道是毒品、不清楚毒品危害性、不清楚毒品会导致上瘾而且一上瘾就难以戒断的情况下，意外使用毒品。毒品误用是一种行为问题，而戒除毒瘾通常需要多方面（心理、身体、劳动、训练等）的治疗。

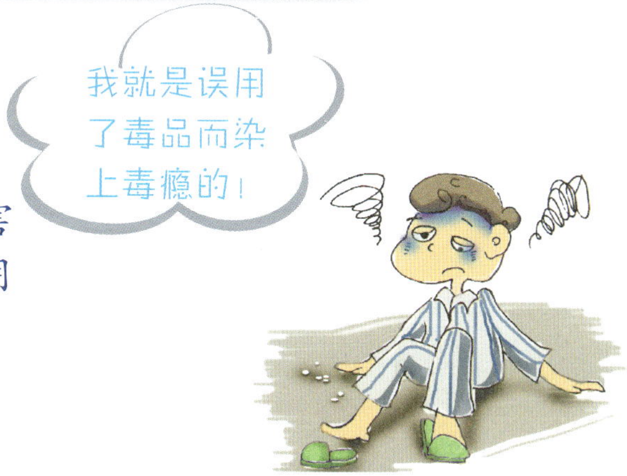

三、毒瘾测试

月光宝盒

根据你的实际情况回答下表，如果有两个或以上的问题回答“是”，说明你已经产生了依赖。如果回答“是”的问题在两个以下，说明你可能处于依赖的初级阶段，或可能刚开始滥用毒品。

序号	题目	答案	
1	你是否需要增加药物剂量来达到和先前吸毒一样的满足程度?	是	不是
2	你是否经历戒断症状（如流鼻涕、发抖、睡眠障碍、腹泻）或正使用药物来舒缓这些症状?	是	不是
3	你是否曾想要减少使用毒品，或曾尝试减少却做不到?	是	不是
4	你是否花大量的时间在获取或使用毒品或克服毒瘾上?	是	不是
5	你是否因为使用毒品而放弃了重要的活动?	是	不是
6	你是否察觉到毒品虽使你的身体比平时更加不适或情绪更加低落，但仍然在继续使用毒品?	是	不是
7	你实际使用的剂量是否比打算用的还要多，或使用时实际所花的时间比打算的还要长?	是	不是

四、毒瘾再认知测试

仔细阅读每一条，然后根据接受训练以来的实际感觉，选择最适合的答案，在方格内画一个“√”，请不要漏掉问题（多数不符合 = 有点符合）。

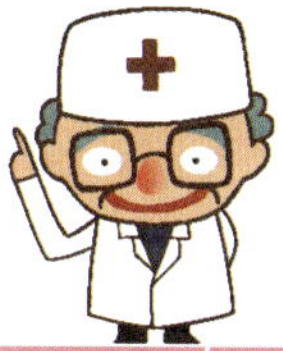

序号	项目	完全不符合（0分）	多数不符合(1分）	不清楚（2分）	多数符合（3分）	完全符合（4分）
1	我知道我们现在上的课叫做“戒毒脱瘾九训”					
2	我知道“戒毒脱瘾九训”跟以往课程的区别					
3	我认为“戒毒脱瘾九训”比以往的课程更容易让人接受					
4	我渴望得到戒毒成功的一切方法					
5	我明白自己既是一名戒毒人员，更是一名病人					
6	我有决心克服今后生活道路上的困难					
7	因吸毒失去了工作与生存能力，我要戒毒					
8	我相信自己能够克服对毒品的心理依赖					
9	没有吸毒，我已经没有生理上的不适感了					
10	我知道吸毒是违法行为而且会诱发犯罪					
11	我了解毒瘾和毒品误用之间的区别					
12	我知道毒瘾为什么如此难戒					
13	为戒毒，我什么困难都愿面对，什么苦都愿承受					
14	我知道戒除毒瘾需要家庭的帮助					
15	我知道彻底戒除毒瘾需要社会的帮助					

（续上表）

序号	项目	完全不符合（0分）	多数不符合（1分）	不清楚（2分）	多数符合（3分）	完全符合（4分）
16	我知道毒品的泛滥给国家造成了巨大的损失					
17	我相信毒品的泛滥会危害国家的稳定					
18	最近，我感觉精神没有以前那么萎靡了					
19	这几天我脑海里已经不再想起吸毒了					
20	假若我戒不了毒，我感觉是一种失败					
21	我相信“戒毒脱瘾九训”能够教会我戒除毒瘾的方法					
22	吸毒让我失去很多，因此我要戒毒					
23	我能理解家人的痛苦					
24	我已经忘掉毒品带来的愉悦					
25	我愿意坚持不懈地努力，直到戒毒成功					

根据答案进行计算：

90分以上：对毒瘾的认知有了质的飞跃，已经具有强烈的戒毒意愿。

80分以上90分以下：效果明显，对毒瘾有了深刻的认知。

70分以上80分以下：取得了一定的效果，认知程度相比以前有所上升。

60分以上70分以下：效果一般，有一定的自愿戒毒意愿。

60分以下：没有效果，不能进入下一阶段的训练。

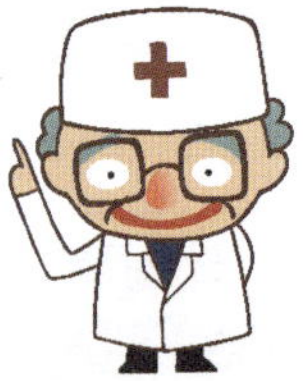

作业

1.自己的吸毒行为对家庭产生了哪些危害?

2.自己的吸毒行为给社会造成了哪些危害?

3.如果不马上戒毒，自己的未来将会是怎样的?

第二训

增强戒毒意愿

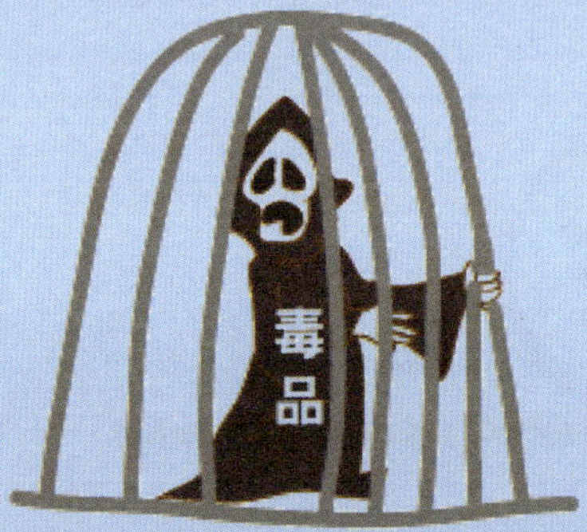

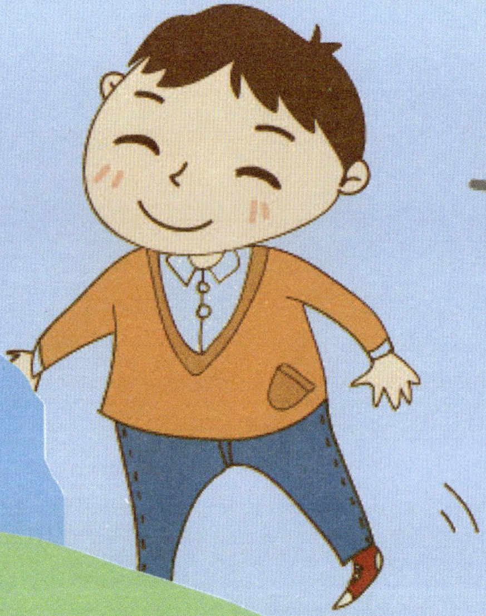

导语

通过第一训的学习，大家对毒品的定义、特点和危害有了深刻的了解。

在本训中，大家将掌握分辨真假戒毒意愿、纠正错误认识、增强戒毒意愿三大内容。

希望通过本训的训练，大家能建立对戒毒的正确认识，将戒毒意愿提到最高，从而坚定不移地实施强有力的戒毒行动。

一、戒毒意愿

戒毒意愿定义

“戒毒意愿”是指愿不愿意戒毒，心中有没有真正戒除毒瘾的想法。

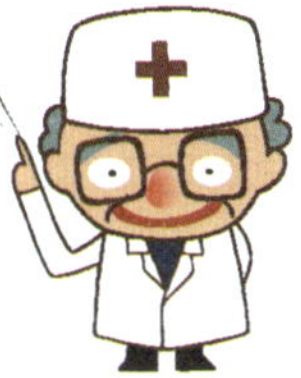

戒毒意愿可分为五类：

（1）避内：避免吸毒对身体、生命的损害而戒毒。

（2）避外：为了避免吸毒带来的外部麻烦而戒毒。

（3）趋内：渴望戒毒，做与戒毒有关的事情。

（4）趋外：为了家庭幸福、承担责任而戒毒等。

（5）戒毒信心：对自己戒毒充满信心，愿意克服困难，抵抗毒友诱惑，抵抗对毒品的依赖及戒毒过程中的痛苦。

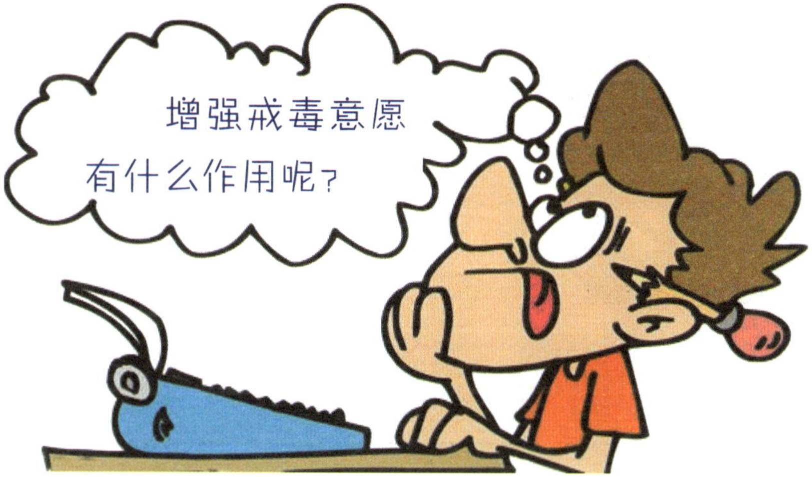

戒毒意愿在毒瘾戒除和保持操守环节中非常重要，有较强的戒毒意愿是迈向成功戒毒的第一步！

有了强烈的戒毒意愿，才能够理智地、自觉自愿地作出戒毒决定，树立坚定的戒毒信心，果断地拒绝任何诱惑。

影响戒毒意愿的因素

1 **性别**

研究发现男性吸毒者所占比例明显高于女性吸毒者

2 **婚姻状况**

调查结果显示：已婚者戒毒意愿、戒毒信心较高

3 **戒毒模式**

自愿戒毒者的戒毒意愿往往高于强制戒毒人员

4 **年龄**

调查结果显示，随着年龄的增长，戒毒意愿逐渐增强

5 **戒毒次数、年限**

随着戒毒次数的进一步增加，戒毒意愿会越来越弱

6 **文化程度**

文化程度不高是很多人深陷毒品泥沼的重要原因

二、戒毒意愿测试

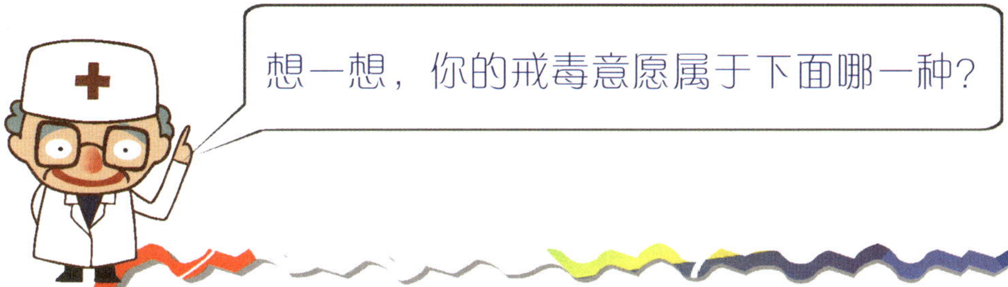
想一想，你的戒毒意愿属于下面哪一种？

1. 避免吸毒对身体、生命的损害而戒毒；

2. 由于长期吸毒体质虚弱，甚至疾病缠身，为“保命”而暂时放弃吸毒；

3. 为应付某些急迫事项不得已戒毒，如就业、结婚、出国等；

4. 由于毒资入不敷出或者失去毒品来源，无法维持毒品摄入，为暂时摆脱毒瘾和避免出现痛苦的戒断症状，无奈进行戒毒；

5. 谋求获利型：吸毒者往往是以贩养吸，想通过到戒毒所戒毒，多结识一些朋友，出去以后，向这些人推销毒品；

6. 长时间吸毒已经感觉不到快感，为重获快感而戒毒；

7. 因被亲友强迫或被公安机关抓获而戒毒；

8. 自己戒毒失败，不得已来强戒所戒毒；

9. 为了家庭幸福、承担责任而戒毒；

10. 憎恨毒品、渴望戒毒，对自己戒毒充满信心，愿意克服困难、抵抗毒友诱惑、抵抗对毒品的依赖及忍受戒毒过程中的痛苦。

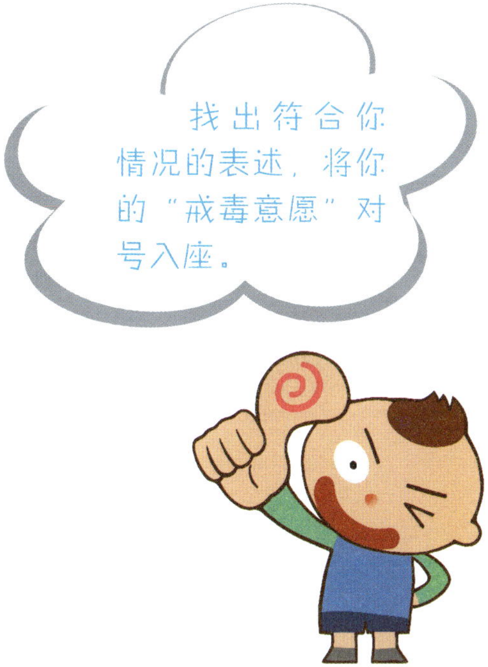
找出符合你情况的表述，将你的“戒毒意愿”对号入座。

三、戒毒认识的误区

戒毒认识的四大误区

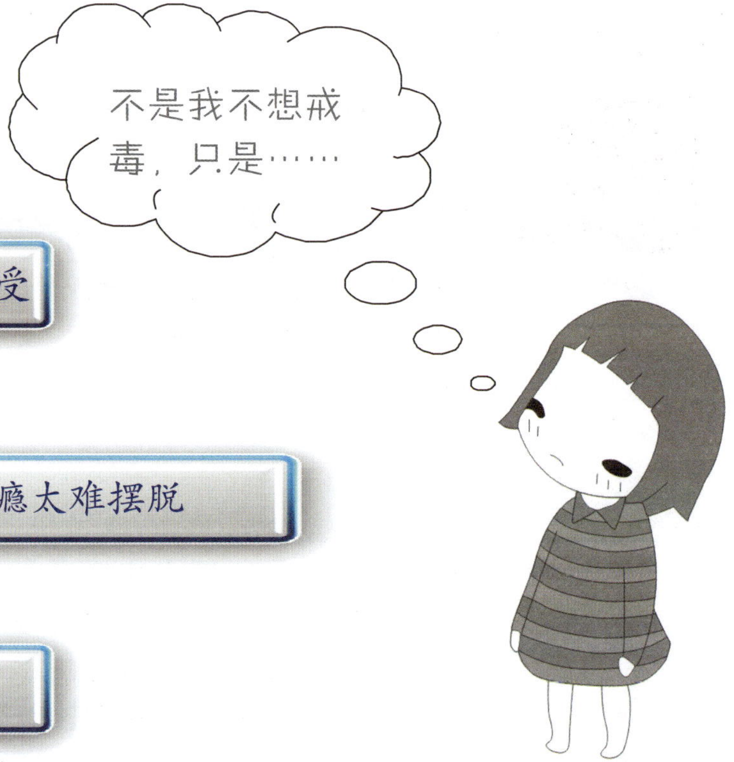

误区一 戒断稽延反应太大，戒毒过程痛苦无法承受

误区二 “一年吸毒，十年戒毒，终生想毒”，心瘾太难摆脱

误区三 戒毒会引发其他的身体疾病

误区四 失恋、离婚、找不到工作、到处被人歧视，生活太多不如意，吸毒可以帮我忘却烦恼

四、走出戒毒误区

走出戒毒误区的三个途径

A.坚持积极治疗，缓解戒毒痛苦

脱毒时身体的痛苦反应是许多吸毒者不愿戒毒的一个重要原因。因此，寻求效果最佳、副作用最少的脱毒药物是必要的。随着医学的进步，美沙酮维持治疗、立体定向神经外科手术都有了较大的改进，可以成为大家不错的选择。

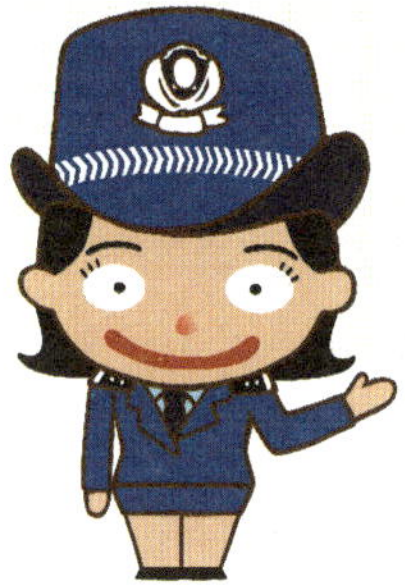

B.你可以用下面的四个方法，摆脱心瘾，重新建立坚定的戒毒信心

（1）敞开心扉，接受心理咨询。

（2）成功实施小目标，增强自信。

（3）只要自己有细微的进步，就对自己说“我真行”“我很棒”“我能做得更好”等等，以此鼓励自己。这样的鼓励与暗示能够提升你的信心，给你带来成功的力量。

（4）要想改变自己的不良情绪和事情的糟糕结果，你可以试着改变看事情的角度。

C.加强理解，寻求沟通，解决矛盾

（1）提高心理素质，增强不良情绪的调节能力。

生活中，大家常常会遭遇如家人误解、工作挫折、感情不顺等诸多困难，如果你意志消沉、丧失信心就很容易掉入复吸的深渊；但假如你能及时调整心态、勇敢面对挫折、积极解决困难，迎接你的将是一片崭新的天地。

（2）面对家庭矛盾，积极请求家人的谅解。

永远不要埋怨家人。试想一下，因为你吸毒，他们遭受了多少歧视？身心承受了多大痛苦？请用十二分的诚意面对他们的指责，包容他们的愤怒，用你的行动去请求他们的谅解，因为他们永远是这个世界上最爱你的人。

（3）抵制社会的不良诱惑，证明自己的真实价值。

积极融入生活，在失败中学会坚强，在焦虑中寻求突破，以一次又一次拒毒成功实现自我蜕变，以事实向世人证明自己的价值！

五、增强戒毒意愿的方法

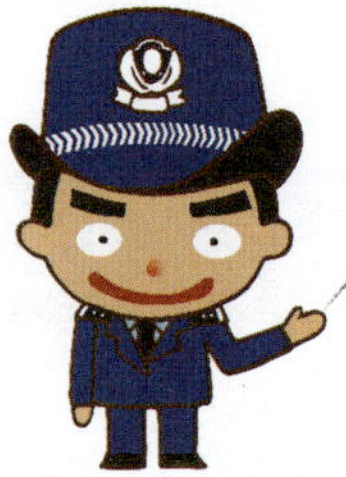

通过前面的学习，大家已经明白了戒毒意愿的重要作用，也消除了毒瘾不可戒的误解，接下来再向大家介绍增强戒毒意愿的三种方法。

一、阶段递进法

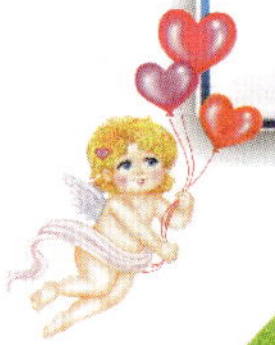

戒毒改变模式分为五个阶段。阶段递进法是通过分析自己戒毒意愿所处的阶段，制订阶段递进计划，从而实现阶段目标的递进与进步。

① 实施步骤

（1）根据各阶段的定义，确定自己处于哪一阶段；

（2）制订阶段递进计划；

（3）执行阶段递进计划。

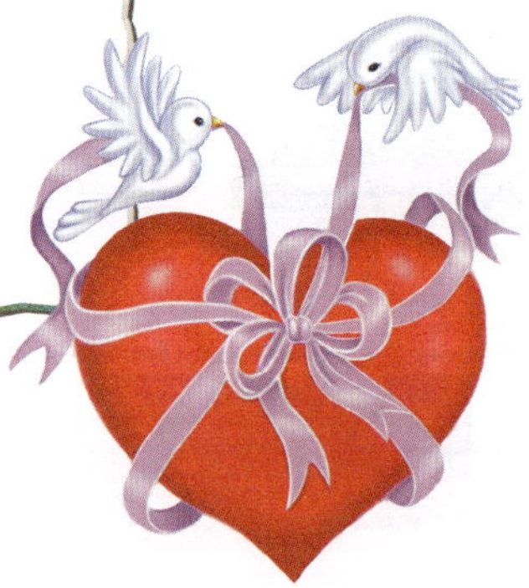

② 毒品对身体的危害

1 考虑前

并没有认识到毒品的危害，感到被迫进入戒毒所，除了违反法律受处罚外，没有其他的问题

2 考虑中

考虑使用毒品如何影响他人，也许正在尝试作出一点改变，如减少毒品的使用量

3 准备

已打算要戒毒；或许已经减少使用量，已清楚知道吸毒的坏处多于好处

4 行动

已经不再使用毒品；避开会引起使用毒品的环境和情况；寻求支持与帮助以维持拒绝

5 维持

已经很久没有使用毒品；改变了生活方式而变得更有责任感；帮助他人停止使用毒品

我已经处在“维持”阶段，我相信，离成功戒毒已经不远了。

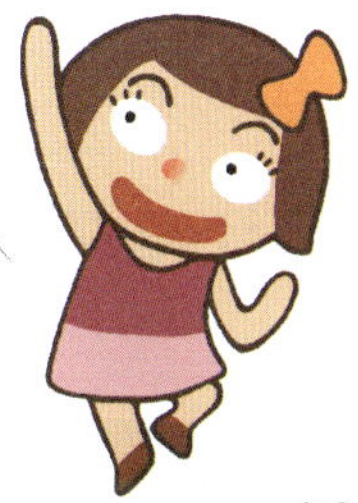

3 戒毒阶段计划的制订

明白了戒毒改变五个阶段的定义，那么具体的阶段计划该如何制订呢？

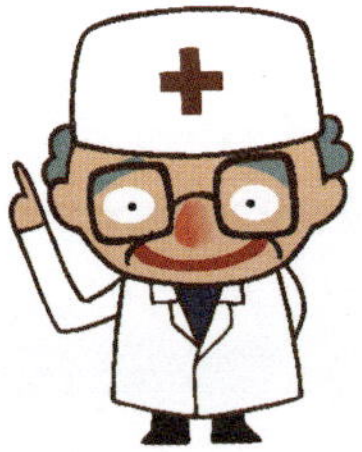

小知识

如何制订戒毒阶段计划？

（1）明确目标，确定自己达到什么阶段。确定一个合理、明确的目标是制订好计划的前提。

（2）拆分大目标，把它分成阶段性小目标。这样做有利于计划的实现。

（3）细化计划，确定阶段性小目标的实现方法、步骤。例如要实现“考虑前”到“准备”阶段的飞跃，可以通过阅读介绍毒品危害的书籍，学习我国的禁毒法律，以及自我反省等方法，分三步骤进行。须注意的是，最好确定各个步骤的实现时间，以方便把握。

（4）制订一个备选方案，应对突发状况。

（5）选定计划监督人，督促计划完成情况。也可以选择与自己计划相近的戒毒人员一同完成。

（6）执行计划。

温馨提示

计划的执行贵在持之以恒哦！如果不能坚持按计划进行的话，再完美的计划也是没有用的！

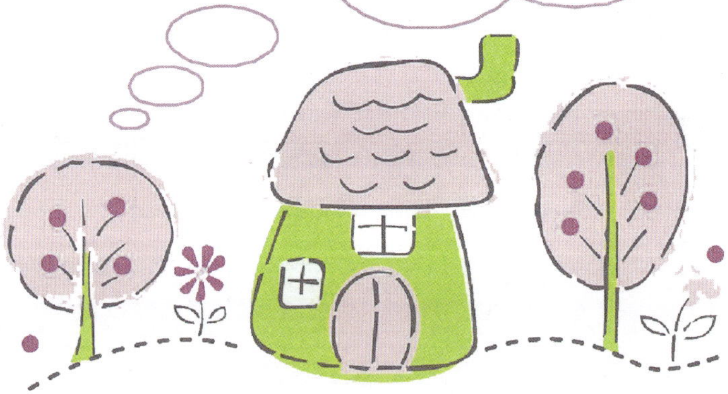

二、梦想激励法

我的梦想是希望通过自己的努力养活自己也养活父母，让他们不再为生计奔波，能安度晚年……

我的梦想是可以把阿珍娶过来，组建一个幸福的家庭……

我的梦想是做一个意志坚定的坚强哥，把毒品永远赶出我的生活……

我的梦想是让人忘记我是一名白粉仔，记住我是水店的老板强仔……

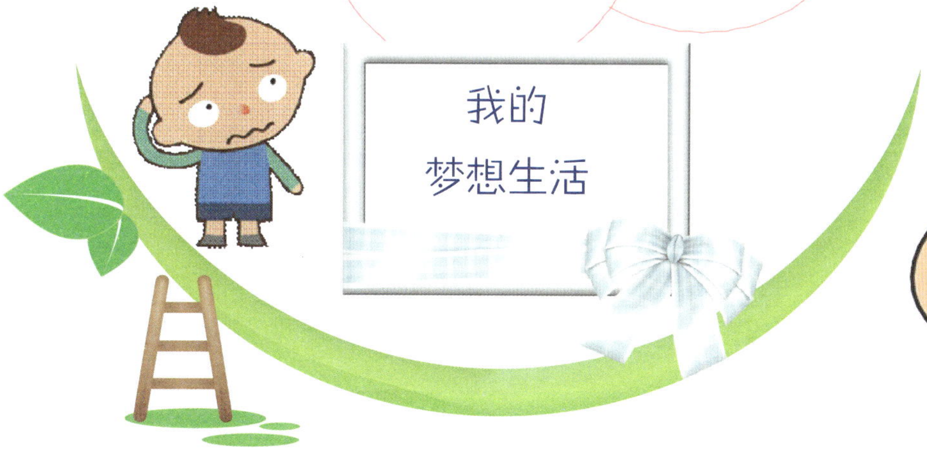

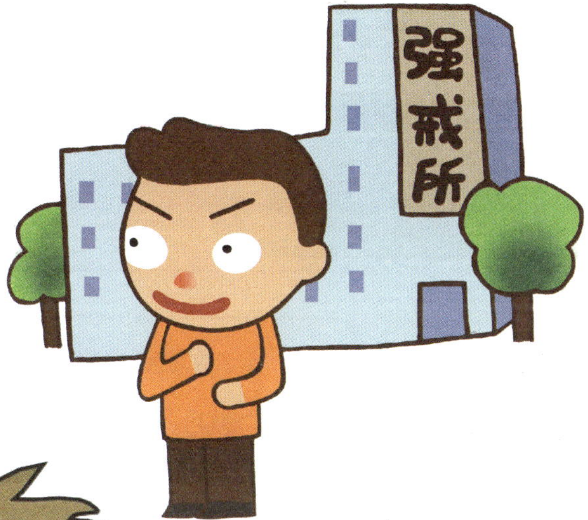

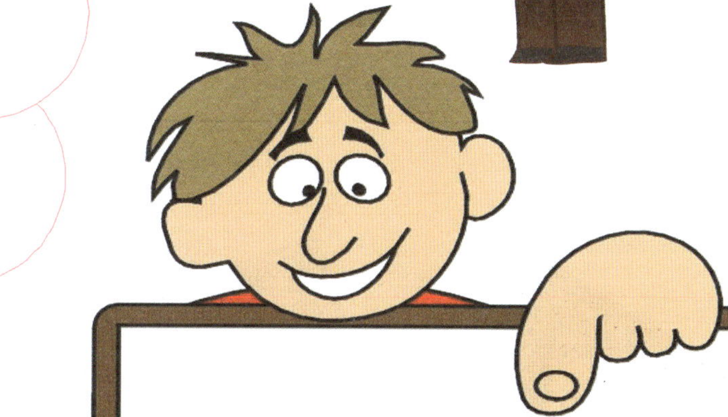

实施步骤

（1）写下梦想中的生活，可以用文字或图画表示。
（2）思考为什么梦想与现实有如此大的差异。
（3）如果要实现梦想的生活，你首先要做什么。
（4）制订实现梦想生活的计划。
（5）现在开始执行你的计划。

三、立志法

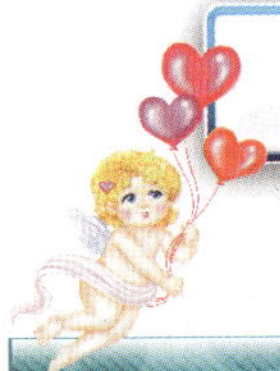

步骤一：正反对比

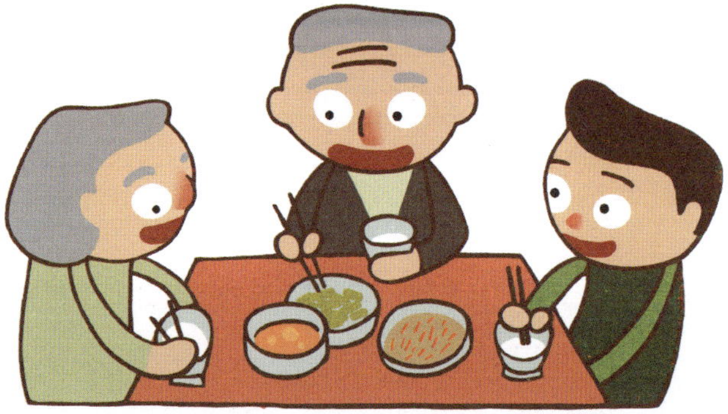

了解成功戒毒人士的幸福生活，对比戒毒失败者的悲惨结局，谈谈自己的感受。

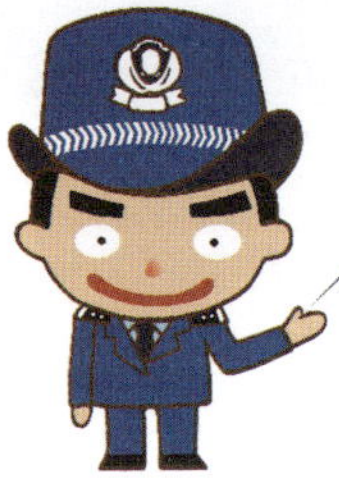

步骤二：观看影片

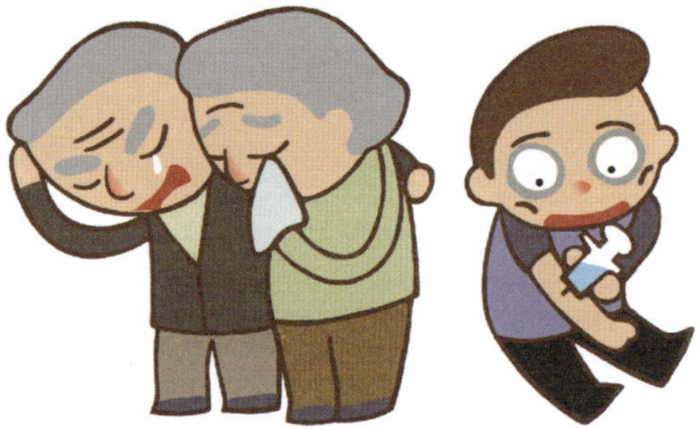

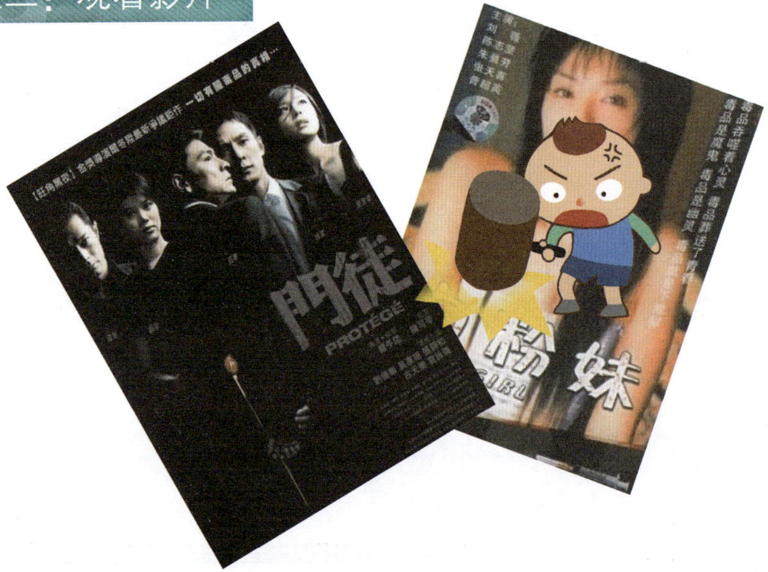

看完上面的图片对照后，观看《门徒》、《白粉妹》等影片，想想自己以后应该怎样做。

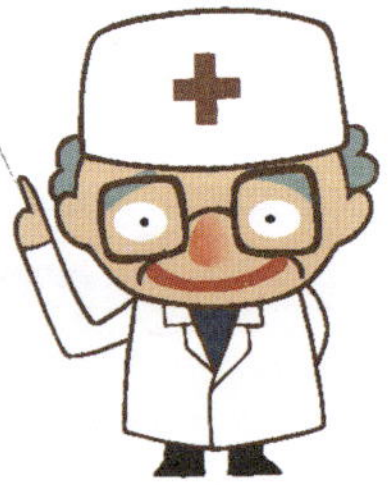

作业

选择你觉得最有效的意愿增强方法，进行意愿增强练习：

（1）如果选择阶梯递进法，请写出你的阶梯递进计划书，并严格执行；

（2）如果选择梦想生活激励法，请写出实现你的梦想生活的计划书，并开始执行；

（3）如果选择立志法，请把你听到的立志故事或观看影片后的感受写下来。

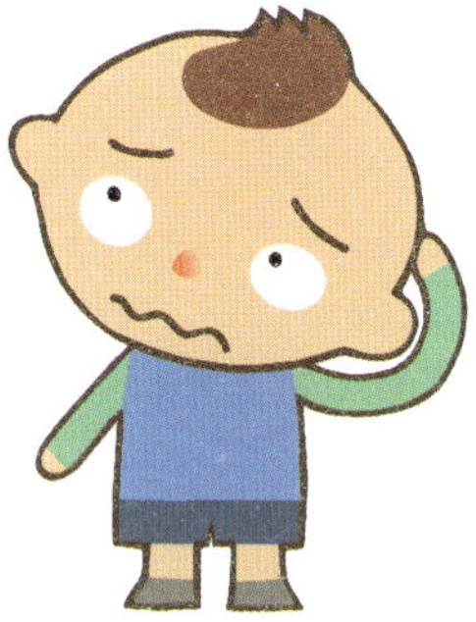

第三训

修复个性缺陷

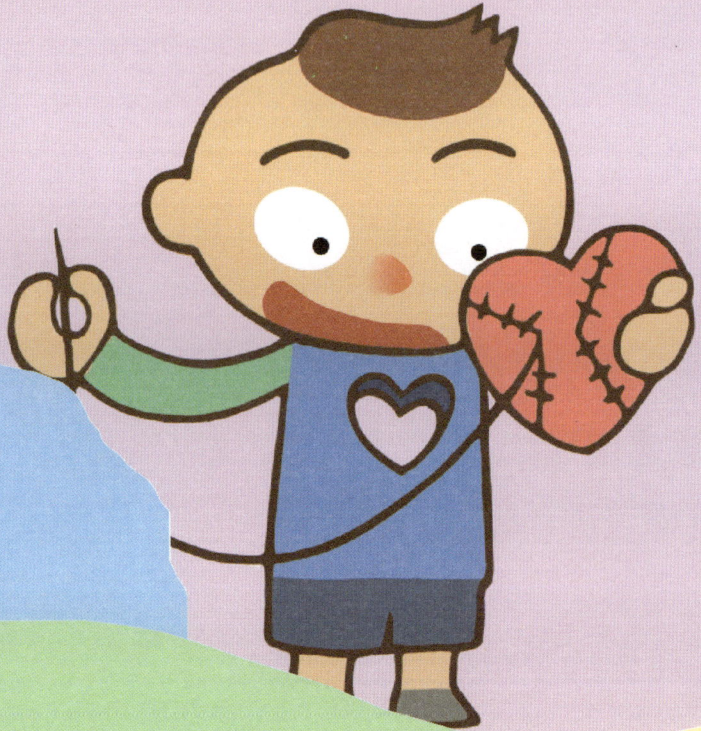

导 语

完成增强戒毒意愿的训练后，相信大家有了较强的戒毒意愿。

本训主要告诉大家，造成毒品依赖的内在原因是个性缺陷，从而帮助大家明确自身吸毒的内在原因，学习并掌握修复的方法。

这一训所要达到的效果就是学会查找自己的个性缺陷，掌握适合自己的修复方法并进行个性缺陷修复。

一、个性缺陷

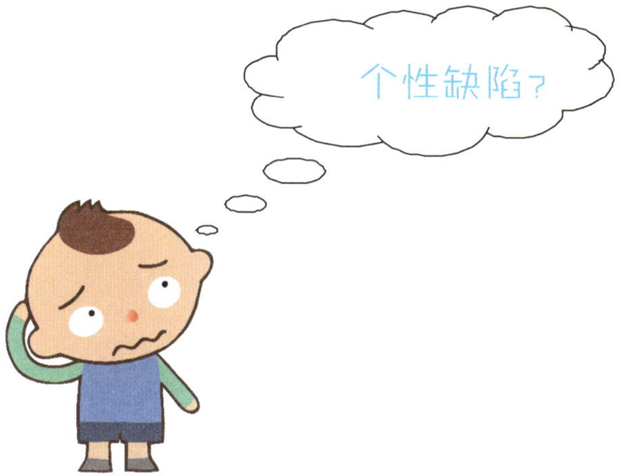

吸毒人员的个性缺陷，这里是指容易造成吸毒人员再度吸毒的人格上的缺陷。

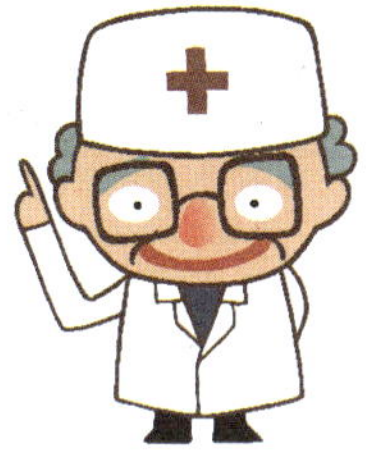

常见的个性缺陷的表现

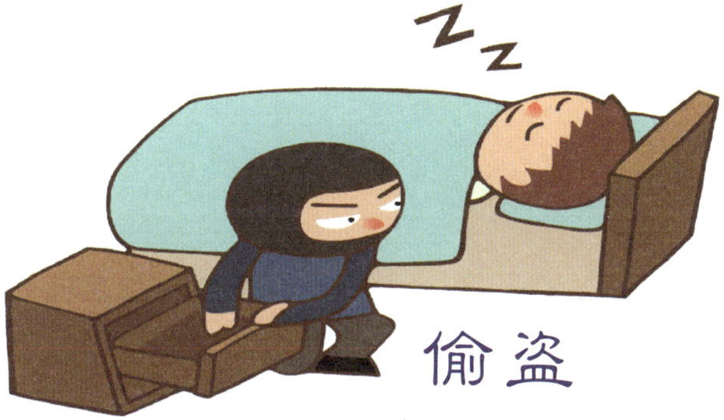

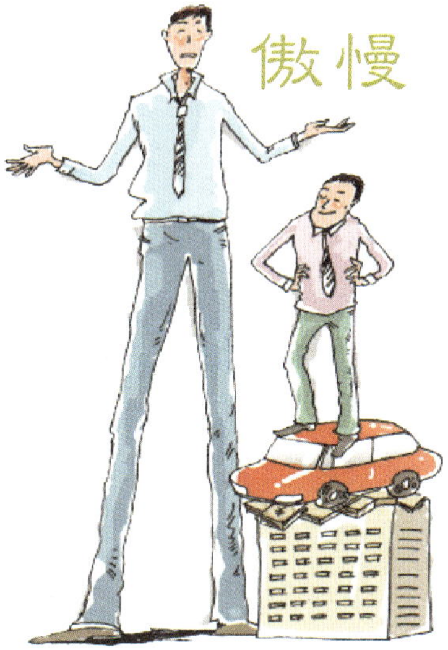

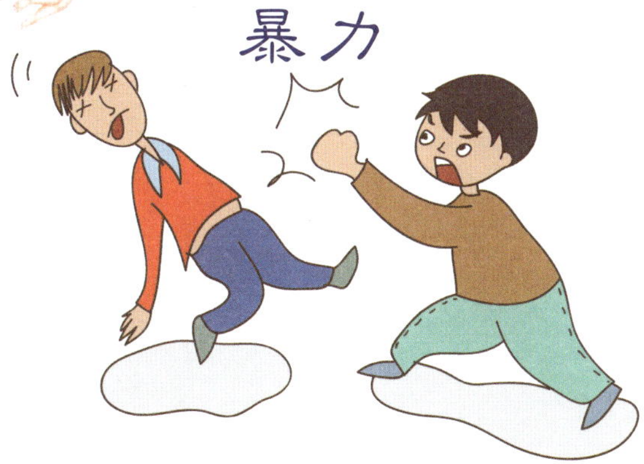

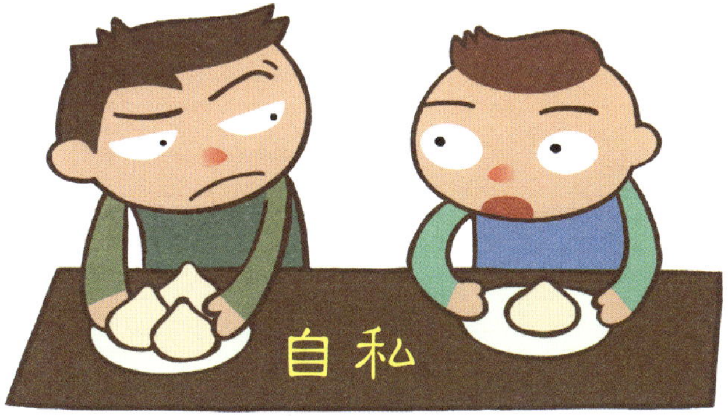

二、个性缺陷与吸毒

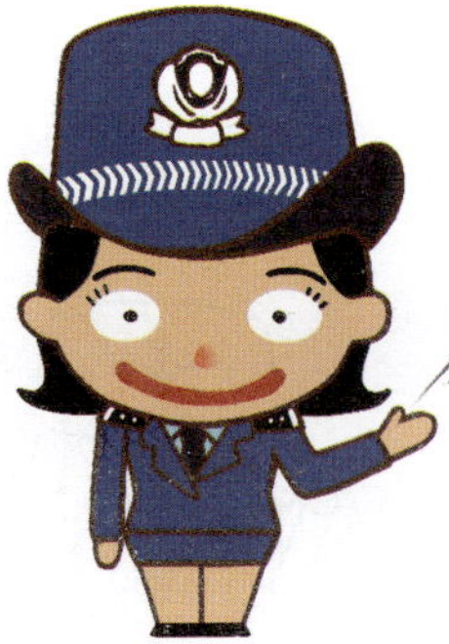
个性缺陷是如何导致对毒品的依赖呢？我们可以从下面的关联图得到答案！

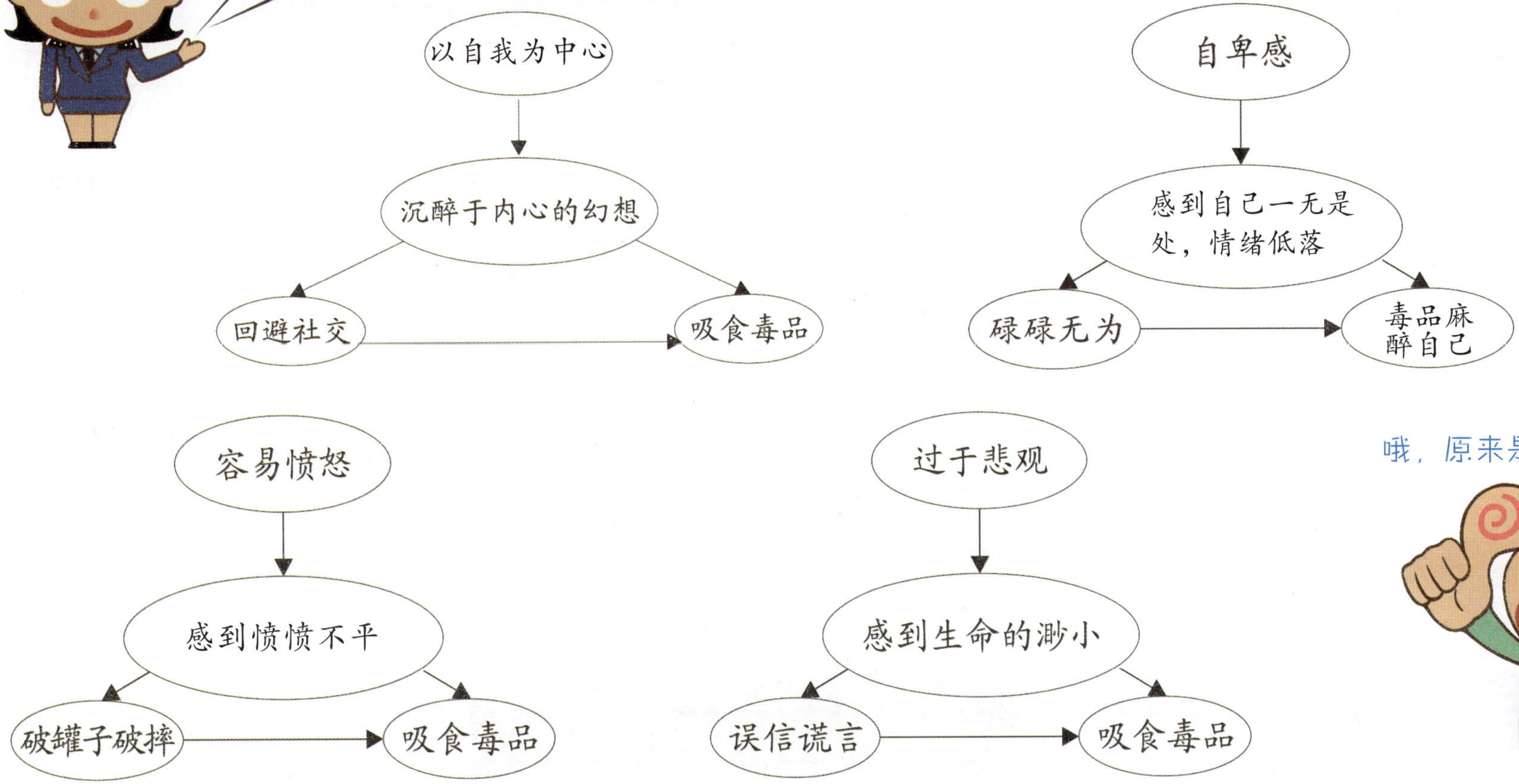
以自我为中心
沉醉于内心的幻想
回避社交
吸食毒品
自卑感
感到自己一无是处，情绪低落
碌碌无为
毒品麻醉自己
容易愤怒
感到愤愤不平
破罐子破摔
吸食毒品
过于悲观
感到生命的渺小
误信谎言
吸食毒品

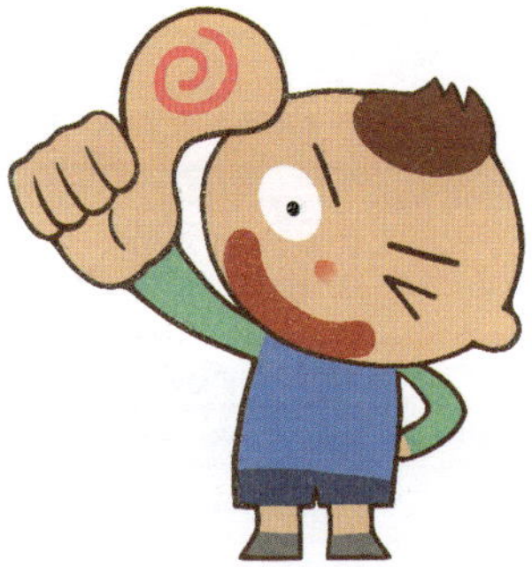
哦，原来是这样！

三、修复个性缺陷步骤

第一步 记录个人清单

小贴士

进行自我检讨，参照右边的表格查找自己在人际关系、个人行为、情绪以及态度方面存在的问题，并将它们一一列出，这是进行个性缺陷修复的第一步。请参照右边的表格查找哦！

把找到的问题归纳出来，就是你的个人清单！

常见个性缺陷的表现

爱猜疑、妒忌他人，缺乏安全感	以自我为中心，心胸狭窄
听不进他人的意见或者建议	常常感到沮丧
情绪忽高忽低	自我评价过高
做事情缺乏耐心	做事情经常有始无终
急躁、容易发怒	胆小怯懦
回避社交	我行我素，自得其乐
喜欢沉醉于内心的幻想	爱好怪癖或刻意追求与众不同
缺乏热情	非常紧张
无法把一件事情做完	不肯承受犯错误的风险
阻止创造新东西的努力	苛求自责，丧失生活乐趣
总感到尚有不完美之处	对他人不能容忍，爱挑剔他人
人际关系紧张	常常觉得受到不公平对待
高度以自我为中心	缺乏责任心和罪恶感
经常责备他人	我行我素，明知故犯
经常感到无助	做事情爱依附他人
对自己缺乏信心	独处时感到不适
做事缺乏热情和毅力	热情有余而无法坚持
情绪炽热但不深刻	喜怒无常
待人虚伪	喜欢用言语中伤他人

第二步 谈论清单

公开分享

与自己信赖的人、亲密朋友、亲人或其他给予你支持的人谈谈自己清单上的内容。告诉他们是什么样的个性缺陷促使你吸毒，是什么促使你立志改变，这样做有利于坚定自己修复个性缺陷的信念。

匿名分享

如果公开谈论显得太困难，那就与自己的同伴一起，在纸上写下各自的个性缺陷并说明其是如何导致自己依赖毒品的，不要写下自己的名字。把写好的纸张放入袋子中，以轮流抽签的方式抽出纸张，读出内容并进行讨论。这样做也是一个促进自己勇敢面对过错，坚定戒毒信念的好途径。

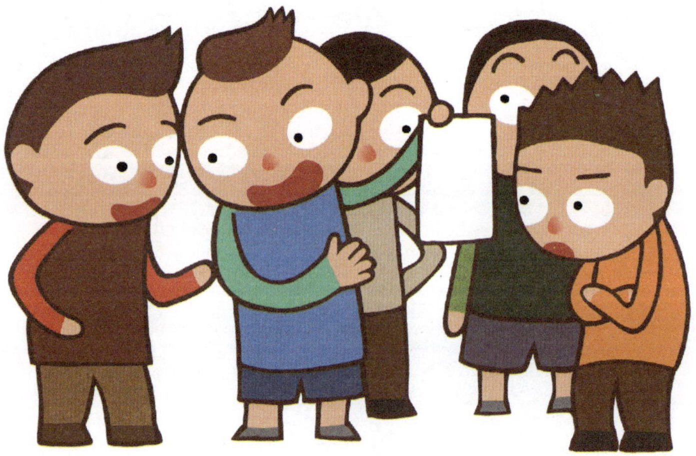

小贴士

勇于与他人谈论自己的个性缺陷，可以得到他人的理解和帮助，有利于坚定自己修复个性缺陷的信念，这是进行个性缺陷修复必须要迈出的重要一步。

第三步 个性缺陷归类

个性缺陷类型对照表

缺陷类型	具体表现
偏执型	爱猜疑、妒忌他人；缺乏安全感；以自我为中心；心胸狭窄；听不进他人的意见或者建议；常常感到沮丧
循环型	情绪忽高忽低；自我评价过高；做事情缺乏耐心；做事情经常有始无终；急躁、容易发怒
分裂型	胆小怯懦；回避社交；我行我素，自得其乐；爱沉醉于内心的幻想；爱好怪癖或刻意追求与众不同；缺乏热情
强迫型	担心无法把一件事情做完；不肯承受犯错误的风险；阻止创造新东西的努力；苛求自责，缺乏生活乐趣；总不能放松自己，总感到尚有不完美之处，永远处于不安和恐慌之中；对他人不能容忍，被他人看成爱挑剔的人，人际关系紧张
反社会型	常常觉得受到不公平对待；缺乏责任心和罪恶感；高度以自我为中心；我行我素；经常责备他人；明知故犯
依赖型	经常感到无助；做事情爱依附他人；对自己缺乏信心；独处时感到不适；做事缺乏热情和毅力
癔症型	热情有余而无法坚持；情绪炽热而不深刻；喜怒无常；待人虚伪、不真实；喜欢用言语中伤他人

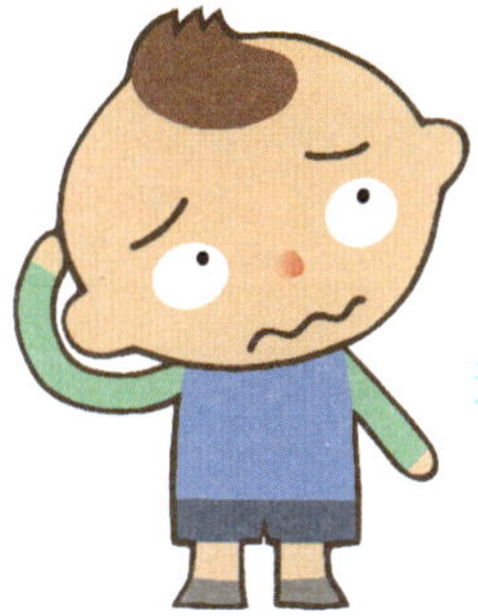

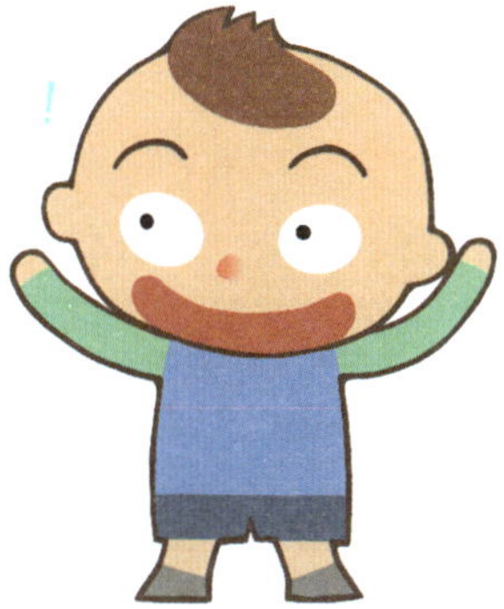

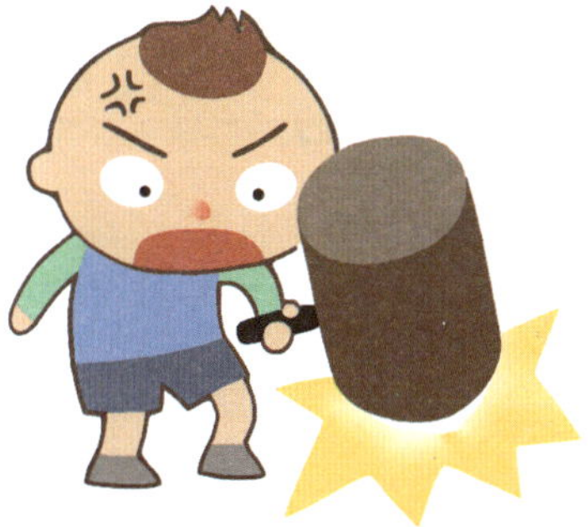

第四步 掌握修复方法

一、偏执型

主要特征：

1.性格固执，坚持己见，敏感多疑，以自我为中心。

2.傲慢，心胸狭隘，不愿接受批评，常挑剔他人的缺点，容易产生嫉妒心理。

3.心理活动常处于紧张状态，因此表现为孤独、不安全、沮丧、阴沉、不愉快，缺乏幽默感，医学上将这类个性缺陷归属于“社会隔离型”人格。

修复方法：

1 交友训练法

2 自省法

3 故意纠正训练法

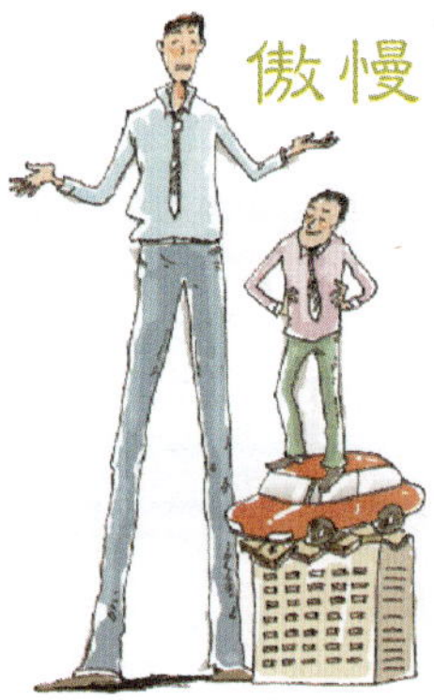

二、循环型

主要特征：

1.情绪高低变化如同物理光学中正弦曲线那样，循环往复，周而复始。

2.情绪兴奋时表现为兴奋活跃，乐观欢快，雄心勃勃，体力充沛，外向热情，乐于社交，似乎没有一个人不是他的朋友。

3.情绪低落时表现为忧郁不愉快，对任何事物都缺乏兴趣，精力和体力不足，悲观、沮丧、寡言少语，懒于做事或做事感到困难重重。

修复方法：

1 读书训练法

2 笔记训练法

3 专一训练法

三、分裂型

主要特征：

1.过分胆小、羞怯退缩、回避社交、离群独处、我行我素而自得其乐、沉醉于内心的幻想而缺乏实际行动。

2.行为外表古怪、离奇，不修边幅，爱好怪癖，喜欢自言自语。

3.情感淡漠，对人缺乏热情，对外界事物缺乏激情，对批评和表扬常持无动于衷的淡漠态度。

修复方法：

1 社交训练法

2 兴趣培养法

3 情感训练法

四、强迫型

主要特征：

1.过分追求完美，精神高度紧张，难以松弛。

2.做事仔细认真，循规蹈矩，讲信用，遵守时间，但是缺乏灵活性。

3.过分克制自我，过度自我关心和具有强烈的责任感。

4.生怕办错事给自己和他人带来损失和不利。

5.在工作上虽然高度负责，一丝不苟，但是效率不高，缺乏创造性和主动性。

修复方法：

1 读书训练法

2 固执性格纠正法

3 顺其自然训练法

五、反社会型

主要特征：

1.处事不顾社会道德准则和一般公认的行为规范。

2.具有损害他人和社会的言行表现，向外界呈现较强烈的攻击性，性格冲动、鲁莽失衡，缺乏自制自控能力。

3.对自己的错误行为常倾向于明知故犯，损人利己，屡教难改，经常发生违纪违法的行为。

修复方法：

1 激情纠正训练法

2 激怒自控法

3 自我情绪调节法

六、依赖型

主要特征：

1.总感到自己懦弱无助，无能，笨拙，精力不足。

2.将自己的需求依附于他人，过分顺从他人的意志，一切悉听他人决定。

3.不能独立生活，需他人为其承担责任，从事何种职业都得由他人决定。

4.渴望获得他人的帮助，随时需要有人在场，让他人来应对逆境；独处时感到极大的不适。

习惯纠正法

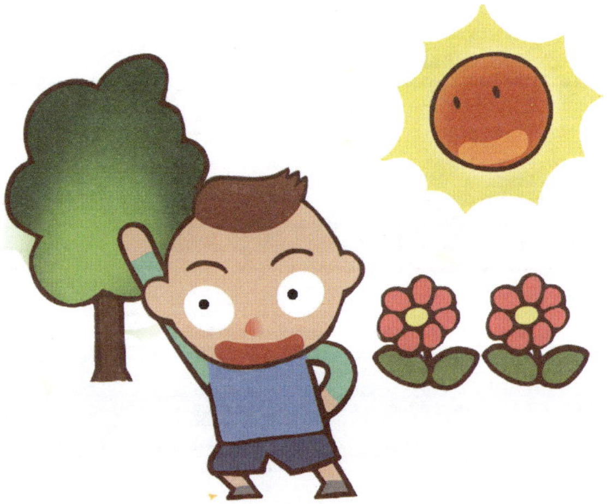

七、癔症型

主要特征：

1. 情感丰富，热情有余，而稳定不足。

2. 情感炽热，但不深刻。

3. 常常表现出过分做作和夸张的行为，甚至是装腔作势的行为表情，以引起人们注意，且引以为乐。

4. 具有高度的幻想性，常把想象当成现实，容易接受他人暗示。

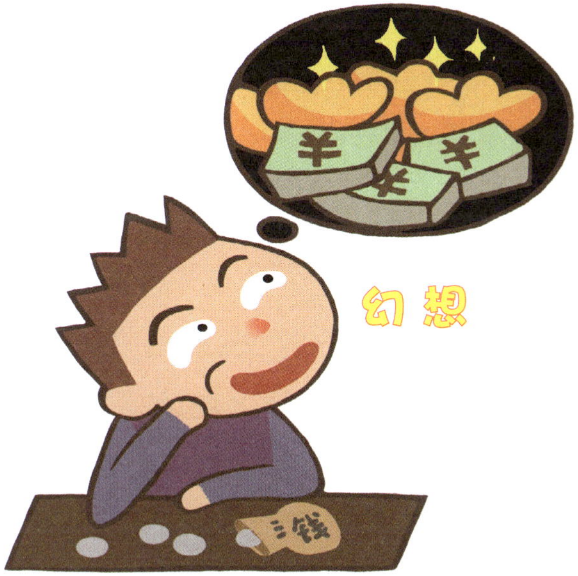

修复方法：

1 读书训练法

2 自省法

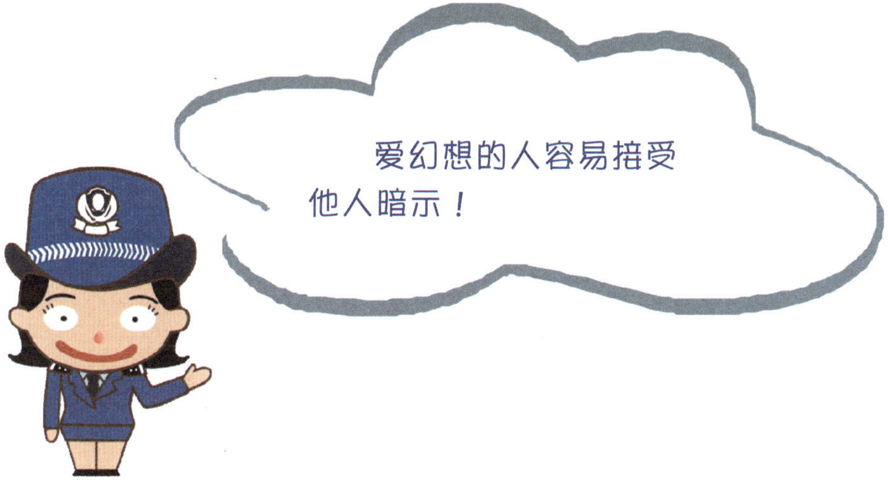

四、修复个性缺陷方法

1 交友训练法

适合人群：偏执型、反社会型、癔症型个性缺陷

操作方法：

（1）真诚相待，以诚交心。

（2）交往中尽量主动地给予知心好友各种帮助。

（3）注意交友的“心理相容原理”。性格、脾气的相似或互补，有助于心理相容，搞好朋友关系。

2 自省法

适合人群：偏执型、反社会型、癔症型个性缺陷

操作方法：

“自省法”是通过写日记，每日临睡前回忆当天的所作所为，进行自我反省。这有助于纠正偏执心理，对于塑造健全优良的人格品质效果明显。

3 敌意纠正训练法

适合人群：偏执型个性缺陷

操作方法：

（1）经常提醒自己不要陷入“敌对心理”的旋涡。这样会明显减轻敌意心理和强烈的情绪反应。

（2）不断地增加对他人、对朋友需求的了解，同时努力降低会受他人冒犯的敏感性，始终相信人与人之间的关系是友善的。

（3）要懂得“只有尊重他人，才能得到他人尊重”的基本道理。要学会对那些帮助过你的人说感谢。

（4）要学会向你认识的所有人微笑。可能开始时你很不习惯，但是慢慢就自然了。

（5）在生活中要学会耐心和忍让。

4 读书训练法

适合人群：循环型、反社会型、癔症型个性缺陷

操作方法：

“读书训练法”，顾名思义，就是读书学习。子曰：“学而时习之，不亦说乎。”博览群书可以提高智力、开阔视野，同时亦是有效的心理训练方法。

5 笔记训练法

适合人群：循环型个性缺陷

操作方法：

养成认真做笔记的学习习惯。经常使用笔记帮助学习，有助于培养注意力集中、思维深刻化、兴趣专一持久、观察事物细致深入的能力。

6 兴奋专一训练法

适合人群：偏执型个性缺陷

操作方法：

一个人实现目标，仅有强烈的动机是不够的，必须具备完成任务的良好心理素质，其中兴奋专一的心理品质是重要的基础。如果没有兴奋专一的心理品质，就易出现精神无法集中，思维分散混乱等状况，目标难以达到。

7 社交训练法

适合人群：分裂型个性缺陷

操作方法：

（1）制定训练目标：通过训练，达到具备拥有3～5位挚友的合群能力。

（2）制定社交训练评分表，进行自我评分，每天小结，每周总结，以8～12周为一个周期。

（3）训练内容从简到繁，从易到难。以一位朋友为接触对象，每次要求主动与他交谈5分钟，交谈内容和方式不限。

8 情感训练法

适合人群：分裂型个性缺陷

操作方法：

通过读书、欣赏文艺作品等，增强自我的艺术美、自然美、社会美和心灵美，陶冶高尚情操。

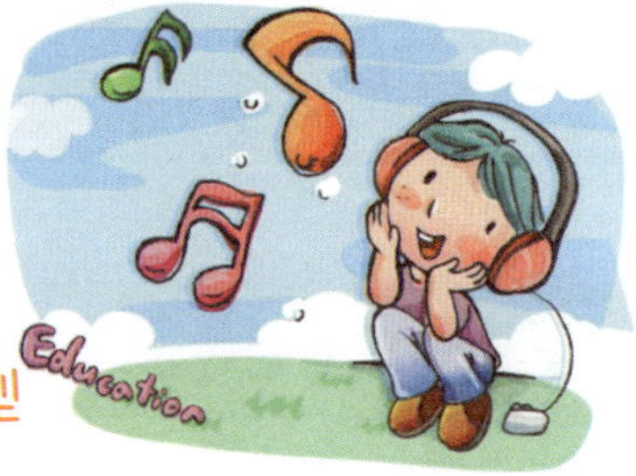

9 兴趣培养法

适合人群：分裂型、反社会型个性缺陷

操作方法：

（1）提高认知。要求本人有意识地分析自己的心理，确定人生目标，并有为之奋斗的自信心和决心。分裂个性缺陷者须培养多方面的兴趣爱好，如唱歌、听音乐、绘画、练书法、打球、下棋等。多种兴趣爱好可以培育出向往生活的美好情感。

（2）积极参加集体活动。扩大社会信息量，克服情感淡漠的弊病。

10 固执性格纠正法

适合人群：强迫型个性缺陷

操作方法：

（1）制定训练目标：纠正性格固执的刻板性、追求十全十美的秩序性、过度自我注意的拘谨性。

（2）力戒和纠正追求十全十美。强迫个性缺陷的表现形式多种多样，其中过分追求十全十美是突出的一种，必须力戒和纠正。

11 顺其自然训练法

适合人群：强迫型个性缺陷

操作方法：

顺其自然，纠正过度自我注意的拘谨，该怎么办就怎么办，做了以后就不再去想它，也不要对做过的事进行评价。开始时可能会由此带来焦虑的情绪反应，但经过一段时间的训练后，症状是会消除的。

12 自我情绪调节法

适合人群：反社会型个性缺陷

操作方法：

大喜时要抑制和收敛；愤怒时要冷静和疏导；忧愁时要释放和自解；思虑过度时要转移和分散；悲哀时要娱乐和淡化；惊恐时要淡定和坚强。目的是使情绪的钟摆始终处于中位线附近，使心理处于平衡状态。

13 习惯纠正法

适合人群：依赖型个性缺陷

操作方法：

每天记录自己的行为中有哪些是习惯性地依赖他人去做的，哪些是自己做的。一个星期后将这些事件分为自主意识强、中等、较差三个等级。

对自主意识强的事件，应坚持；对自主意识属中等的事件，在以后的行动中逐步尝试自己做；对自主意识较差的事件，可以采取诡控制技术逐步强化、提高自主意识。

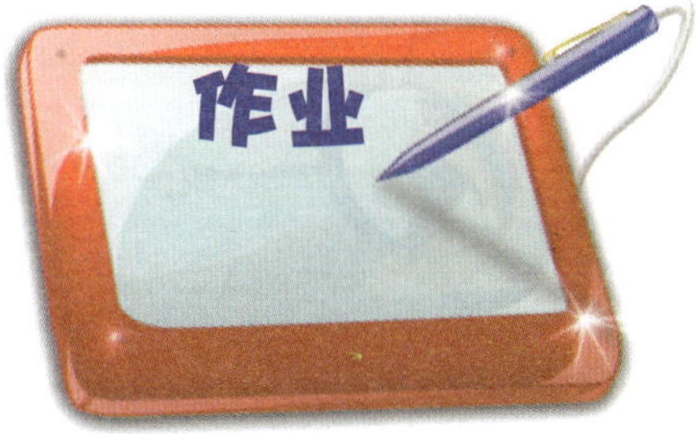

1.查找个人缺陷类型。

提示：根据自己列出的个人清单，并按照“个性缺陷类型对照表”，分析自己属于哪种个性缺陷类型。

2.根据自己所属的个性缺陷类型，按照相关修复方法，进行个性缺陷修复。

提示：在以后的一段时间里，根据上面提供给你的修复方法制定目标，开展训练。在训练期间，写下日记和心得，主动自我反省，如果还达不到预期效果，就要及时找指导教师或心理医生咨询。

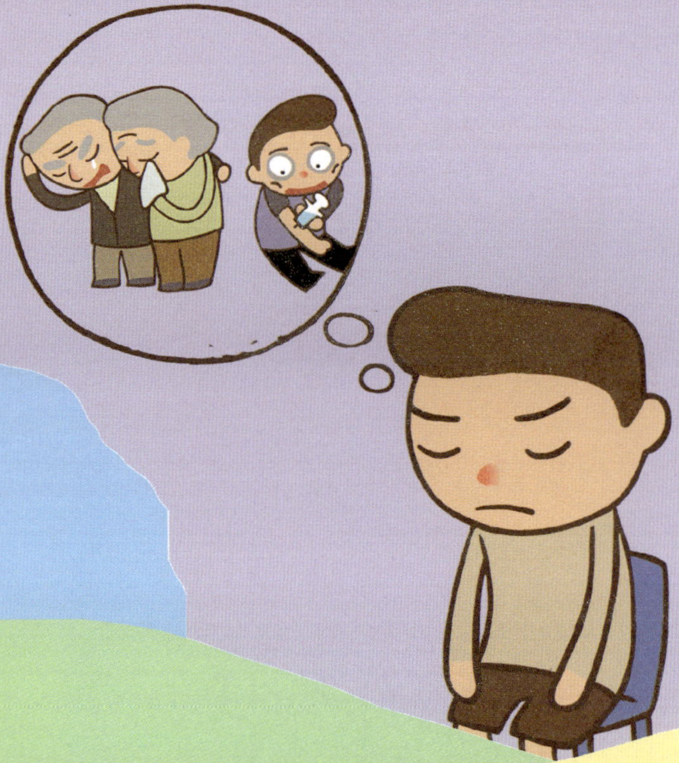

第四训

情感召唤与忏悔补偿

导语

在完成内在的个性缺陷修复后，本训将带领大家寻求戒毒的动力，进行外在情感修复。

通过情感召唤，大家将感受到人间自有真情在。在忏悔补偿训练中，大家将认识到要对亏欠的情感进行弥补，并学习如何向被伤害者忏悔和作出补偿。

本训所要达到的效果是对不良情感进行引导和干预，帮助大家建立正常的情绪情感互动模式，促进戒毒，保持操守。

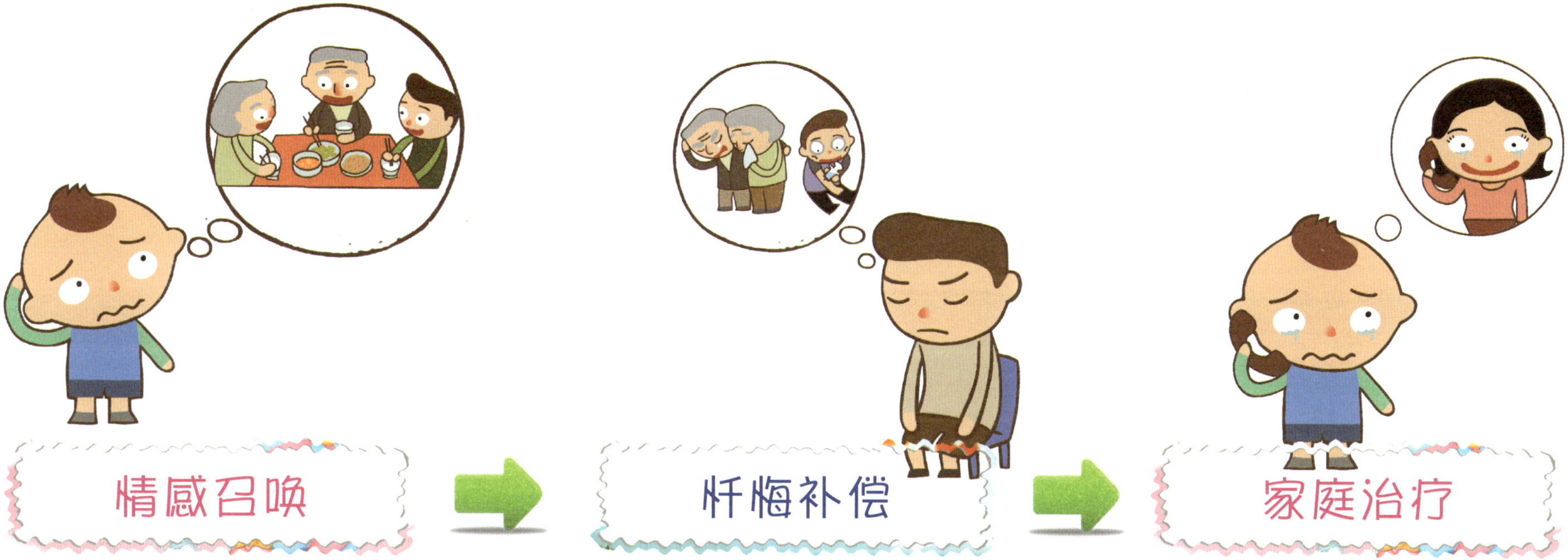

让我们一起来探索内心深处的情感世界吧！

哪一种情感让你记忆最深？在情感召唤训练中，你的内心情感将被轻轻唤醒，请根据你心中最重要的那份情感，选取相关的内容着重学习和感悟。

如果因为吸毒行为，你对他（她）感到愧疚，请不要彷徨！

在忏悔补偿训练中，你将学会如何对自己所犯的过错进行忏悔，并对曾经因你受到伤害的人作出补偿。

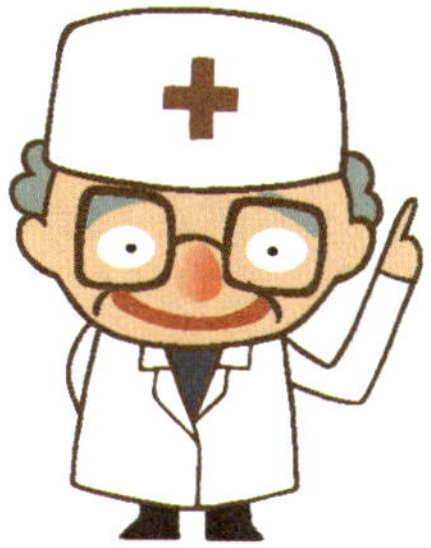

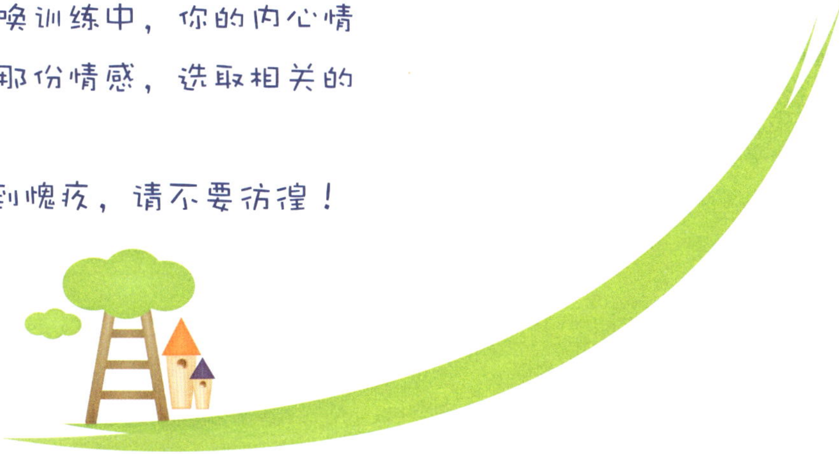

一、情感召唤

欣赏音乐，感悟真情

你可以在日常生活中收集一些令你感动的歌曲，把歌词抄下来，在闲暇的时候哼唱。

例如，《母亲》、《父亲》、《知心爱人》、《世上只有妈妈好》、《烛光里的妈妈》等。

音乐是人类共有的精神食粮，亲情是人类最珍贵的情感。音乐语言所展示的某种境界和神韵，是无法用语言来表达的。因此听音乐可以“入情”、“悟情”。

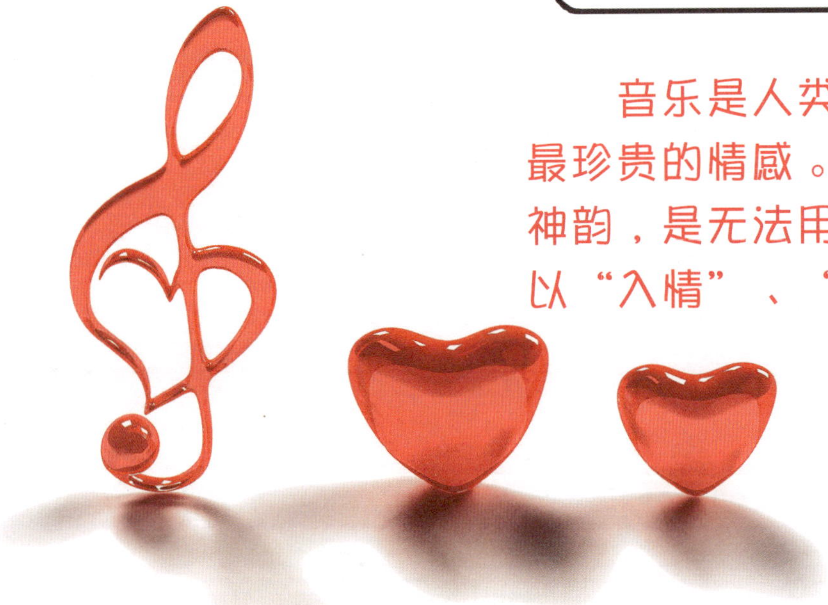

逐一回忆，真情难舍

“鸦有反哺情，羊有跪乳恩。”请你想想父母那满是岁月痕迹的额头，想想那饱经风霜雨露的脊背，想想头上那饱经艰难困苦的丝丝白发，或许很多人会有无限的感慨。

请你想想自己曾经因为吸毒把母亲气得落泪，想想父亲因盼望浪子回头忧虑成疾。或许很多人会有辛酸的泪水从眼眶中迸出，那是忏悔的泪水，那是亲情的呼唤。

1. 父母之恩

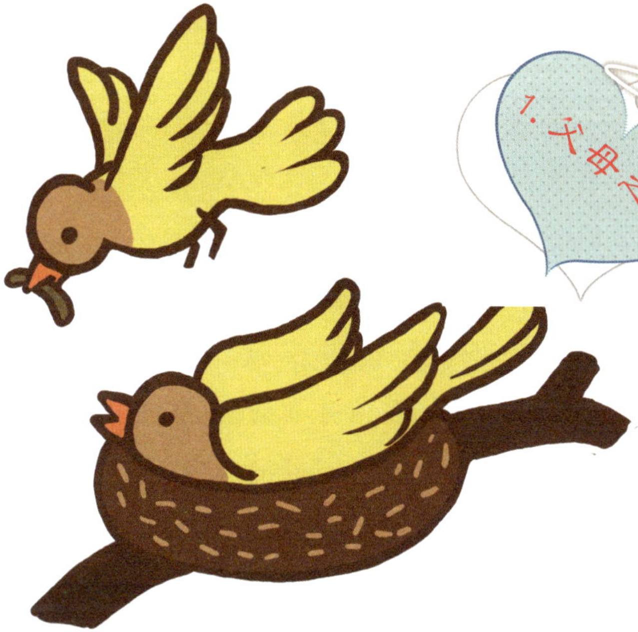

“谁言寸草心，报得三春晖。”如果父母去世了，你偶然想起，从来没有为他们做过一件事，就像有一把榔头般痛击着你的心；如果父母仍健在，那么别忘了比以往任何时候都更深地爱他们，因为父母的爱是天底下最无私的爱！

看完上面的图片，请阅读《一位父亲写给孩子的信》，并谈谈你的感想。

我的孩子：

哪天，如果你看到我日渐老去，反应慢慢迟钝，身体也渐渐不行时，请耐着性子试着了解我、理解我。当我吃得脏兮兮，甚至不会穿衣服时，不要嘲笑我，请耐心一点儿。还记得我曾经花了多少时间教你这些事吗——如何好好地吃，好好地穿，如何面对你生命中的第一次。当我一再重复，说着同样的事情时，请你不要打断我。还记得，小时候，我必须一遍又一遍地读着同样的故事，直到你静静地睡着吗？当与我交谈，我忽然不知道该说什么的时候，请给我一些时间想想，如果我还是无能为力，不要紧张，对我而言重要的不是说话，而是能够跟你在一起。当我不想洗澡时，不要羞辱我，也不要责骂我，记得小时候我曾经编出多少理由只为了哄你洗澡吗？

当我外出，不在家的时候，请不要生气，也不要把我一个人扔在外面，请带我回家。还记得小时候我曾经多少次因为你迷路而焦急地找你吗？当我神志不清，不小心打碎碗碟的时候，请不要责骂我，还记得小时候你曾经有多少次将饭菜扔到地上吗？当我的腿不听使唤时，请扶我一把，就像我当初扶着你踏出人生的第一步。当哪天我告诉你我不想再活下去了，不要生气，总有一天你会了解，了解我已风烛残年来日可数。有一天，你会发现，即使我有许多过错，我也总是尽我所能给你最好的。当我走近你时，

不要觉得感伤、生气或埋怨，你要紧挨着我，如同当初我帮着你开始人生一样，请了解我、帮助我，扶我一把，用爱和耐心帮我走完最后的人生，我将用微笑和始终不变的爱来回报你。

我爱你，我的孩子！

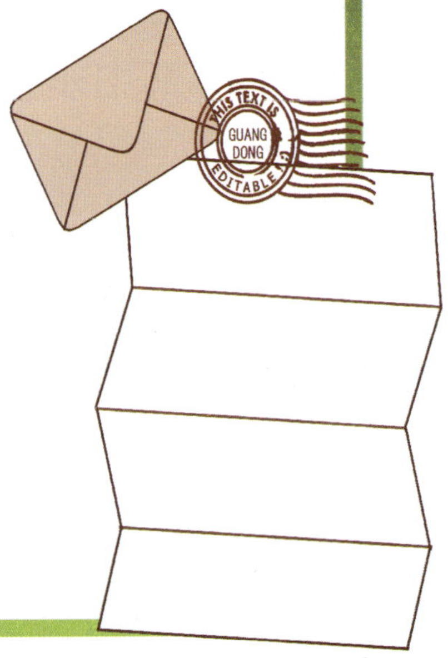

2.子女之亲

孩子是你的血脉延续！你是否为自己不是一位称职的爸爸或妈妈而感到羞愧？

孩子是上天给我们最好的恩赐。因为他们的延续，我们的生命变得如此丰满而美丽，即使在我们离开这个世界很长一段时间后——几年甚至几十年，人们还会因为我们的孩子而记得我们。人们会指着我们的晚辈说，这是某某某的儿子，这是某某某的女儿，这是某某某的孙子。

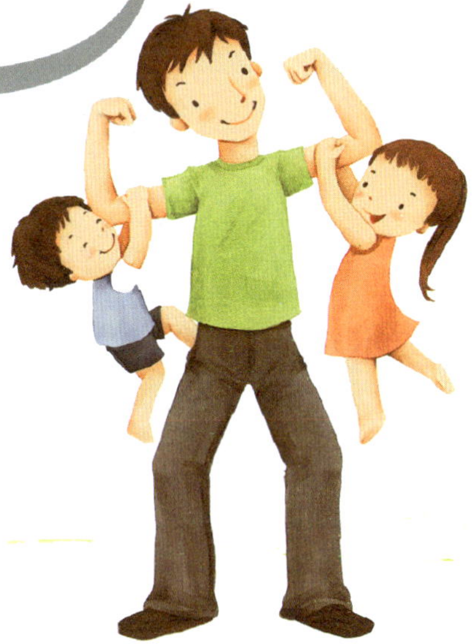

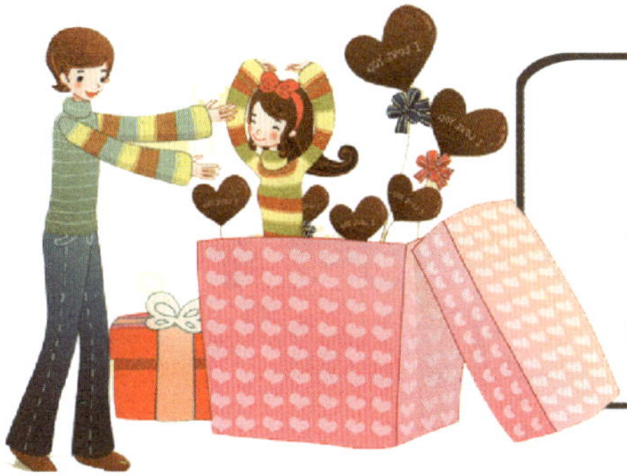

请你写一封信告诉你的孩子，你有多么想他（她），你会是一个好爸爸（妈妈），为了孩子，你将远离毒品，遵纪守法，你们一家人将幸福快乐地生活在一起。

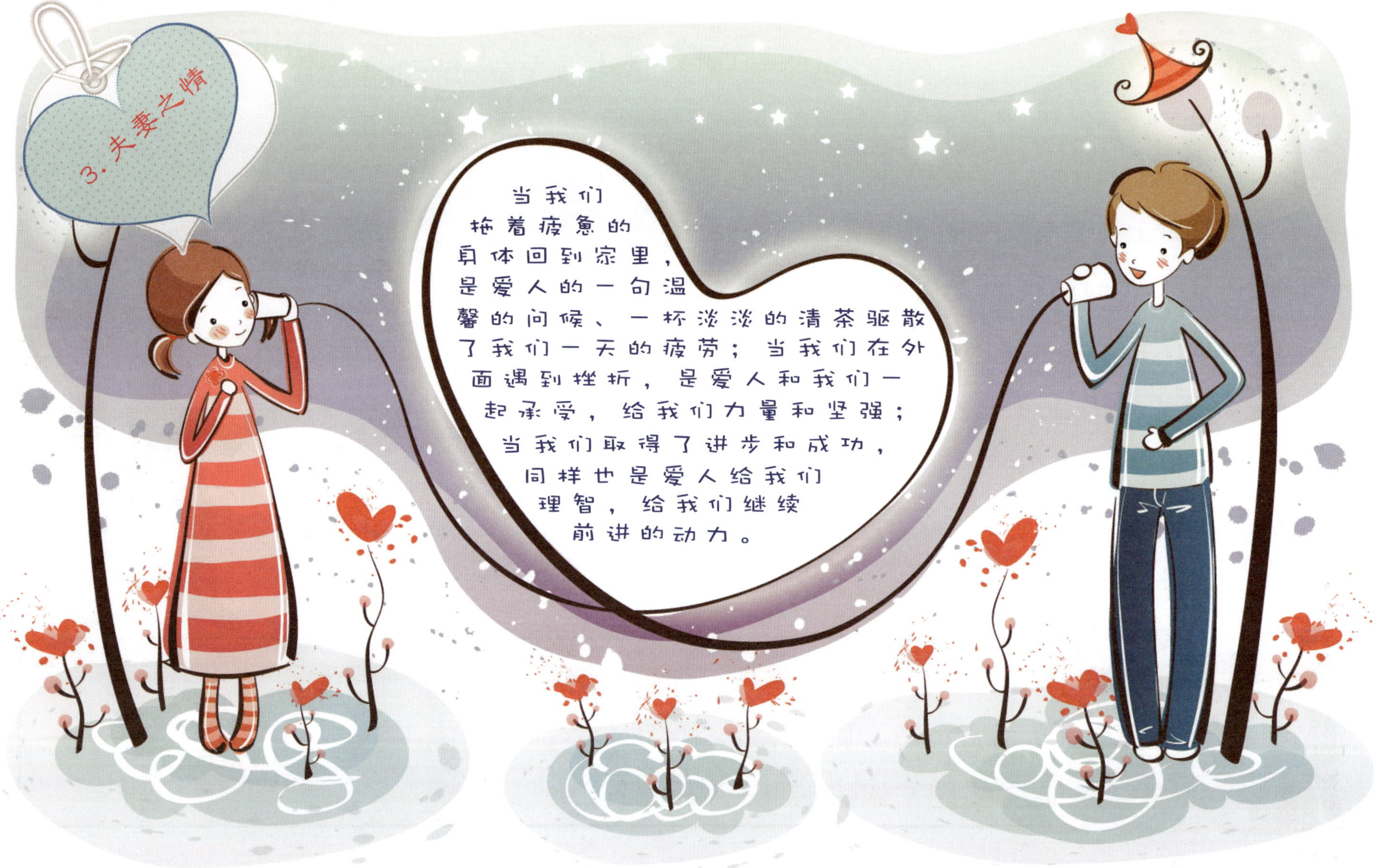

3. 夫妻之情

当我们拖着疲惫的身体回到家里，是爱人的一句温馨的问候、一杯淡淡的清茶驱散了我们一天的疲劳；当我们在外面遇到挫折，是爱人和我们一起承受，给我们力量和坚强；当我们取得了进步和成功，同样也是爱人给我们理智，给我们继续前进的动力。

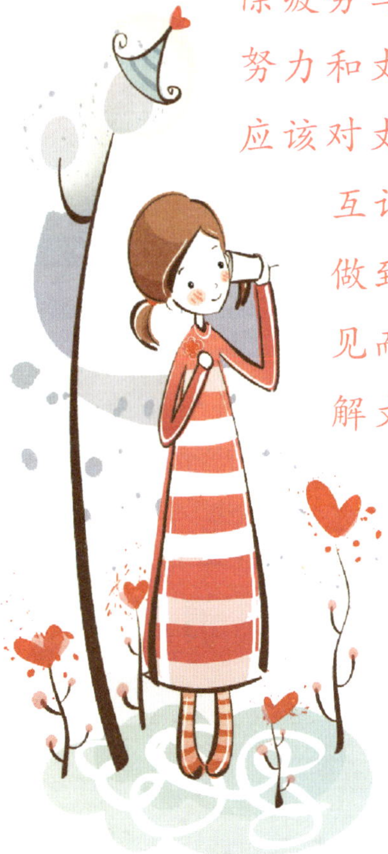

妻子，应该多安慰丈夫、理解丈夫，给丈夫充分的自由去做他的事业；妻子应该时常变换餐桌上的饭菜，让丈夫在吃饭中消除疲劳与压力；妻子应该尽最大的努力和丈夫的母亲和睦相处；妻子应该对丈夫的事业感兴趣，可以相互讨论、提出意见；妻子应该做到和他意见不同时为和睦起见而容忍；妻子应该细心地了解丈夫的精神需要；妻子应该在经济拮据时勇敢应对；妻子应该知道不要轻易埋怨丈夫；妻子应该知道男人有时更脆弱，更需要妻子的温柔体贴。

丈夫，要多体谅妻子、关心妻子。丈夫应该关心妻子，时常买一些她喜欢的东西；丈夫要在妻子生日、结婚纪念日、特殊的节日送礼物，尽量抽出时间与妻子共同度过；丈夫绝不当着外人的面批评妻子；丈夫应该记住别拿妻子的厨艺和母亲或朋友的妻子作比较；丈夫的心胸一定要比妻子宽广，适时地对妻子表示钦佩与赞扬；丈夫应该坦然地看待妻子和异性的正常交往；丈夫应该努力去了解并及时解除妻子的烦恼，当妻子的依靠。

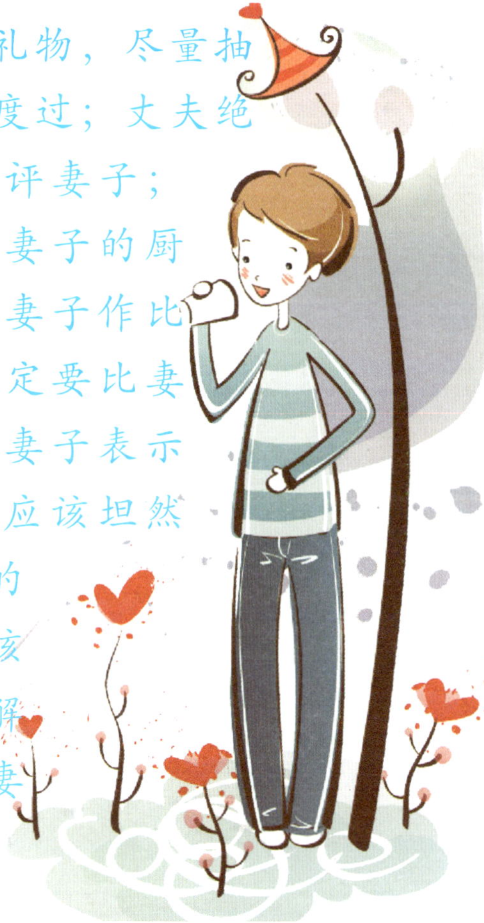

4. 朋友之义

四季轮回，花开花落，生活于人世间，每个人都不是孤独的。因为除了父母，每个人身边都会有很多朋友，我们应该感谢父母的养育之情，但是我们同样也要对朋友怀着一颗感恩之心。因为他们，我们感受到更多的世间真情。

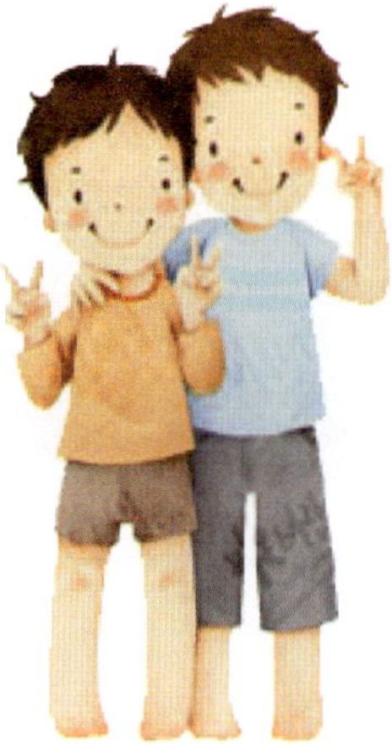

哲理小故事

有人问上帝，天堂与地狱有什么区别。上帝说：“来吧，我让你看看什么是地狱。”他们来到了一个房间，屋里有一群人围着一大锅肉汤，但是每个人看起来都营养不良，绝望而且饥饿。他们每个人都有一支可以够到锅子里的汤匙，但汤匙的柄比他们的手臂还要长，自己没法把汤送进嘴里。他们看上去是那样悲苦。“来吧，我再让你看看什么是天堂。”上帝把这个人领进另一个房间。这里的一切和上一个房间没什么不同，一锅汤、一群人、一样的长柄汤匙，但大家都在快乐地歌唱。“我不懂，”这个人说，“为什么一样的待遇与条件，而他们快乐，另一个房间里的人们却很悲惨？”上帝微笑着说：“很简单，在这儿他们会喂别人。”

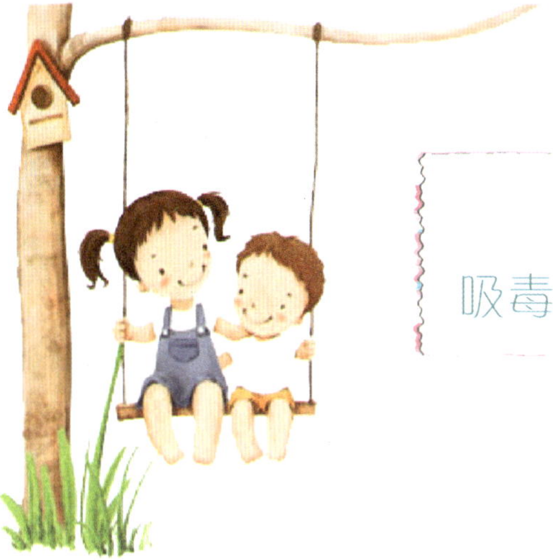

请你想想自己的朋友，回忆你因为吸毒而对你朋友所造成的伤害。

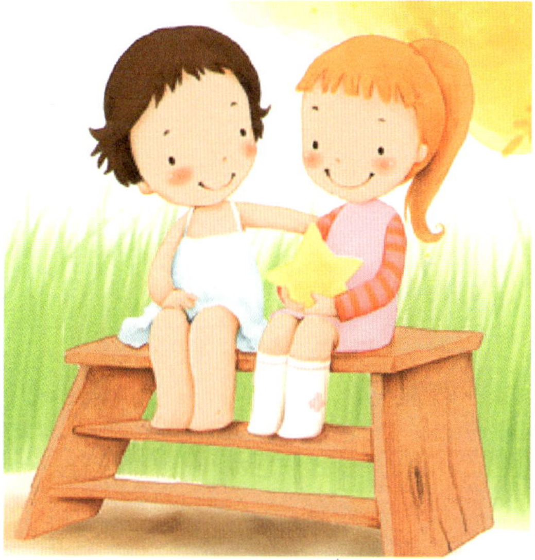

感恩朋友像阳光一样给予我们灿烂的光辉，感恩朋友像大地一样赋予我们博大的胸怀，感恩朋友像鲜花一样带给我们芬芳，感恩朋友像雨露一样滋润我们的心田，感恩朋友像清风一样带给我们凉爽。让我们一起体会色彩斑斓的友谊，并学会感恩身边的朋友吧！

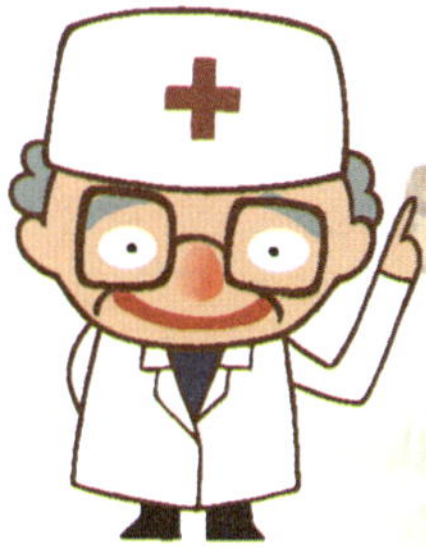

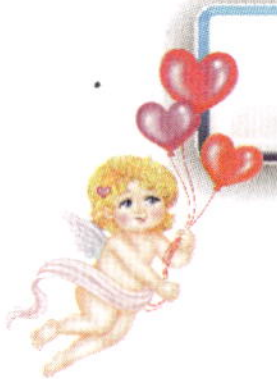

情景感化，体会真情

请你观看感恩影片，吟诵感恩诗歌，传唱感恩歌曲，阅读感恩美文，铭记感恩之言，让自己在音乐与情境中感受人间真情，心怀希望，永不放弃！

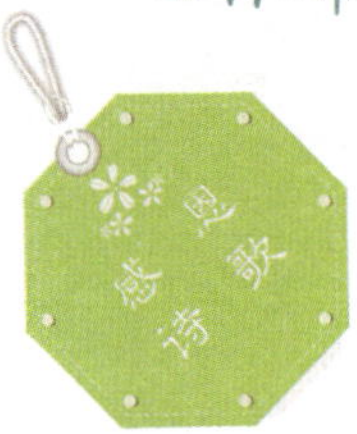

感　谢

感谢伤害我的人，因为他磨炼了我的心志；
感谢抛弃我的人，因为他教导了我要自立；
感谢绊倒我的人，因为他强化了我的能力；
感谢藐视我的人，因为他觉醒了我的自尊；
感谢父母给了我生命和无私的爱；
感谢师长给了我知识和看世界的眼睛；
感谢朋友给了我友谊和支持；
感谢所有的人给了我与他人交流沟通的快乐。

请你把日常阅读中喜欢的感恩美文摘抄下来！

例如：铭记感恩之言

1. 滴水之恩当涌泉相报。
2. 做人就要像蜡烛一样，有一分热，发一分光，给人以光明，给人以温暖。
3. 生活需要一颗感恩的心来创造，一颗感恩的心需要生活来滋养。
4. 吃水不忘挖井人，前人栽树后人乘凉。
5. 投之以桃，报之以李。

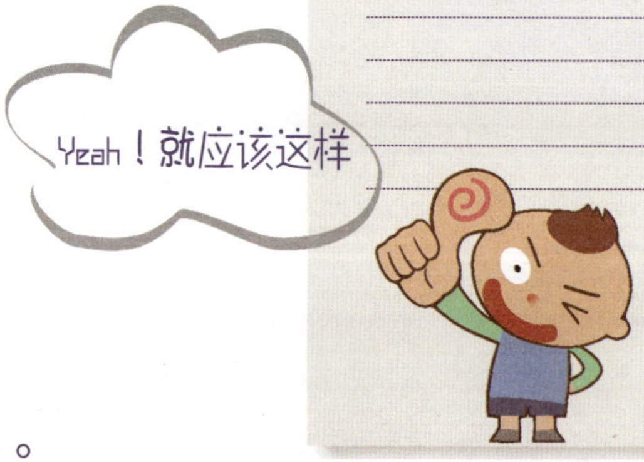

二、忏悔补偿

忏 悔

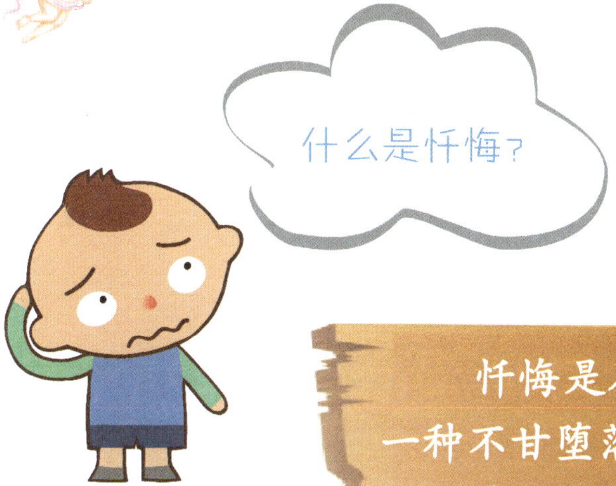

在情感召唤的学习中，你体会到吸毒行为对哪一位亲友的伤害最大。忏悔补偿会指引你该如何对自己的行为进行忏悔，如何向对方作出补偿。

忏悔是在自己做错事之后，一种知错改过的表示，也是一种不甘堕落、积极向上的心志。

有了忏悔，人们才能免除做错事之后，心中所产生的罪恶感；有了忏悔，犯错违法的人，才能够改过自新，不至于长此堕落下去。

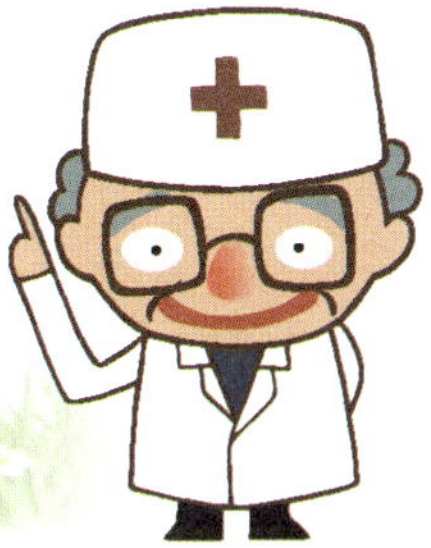

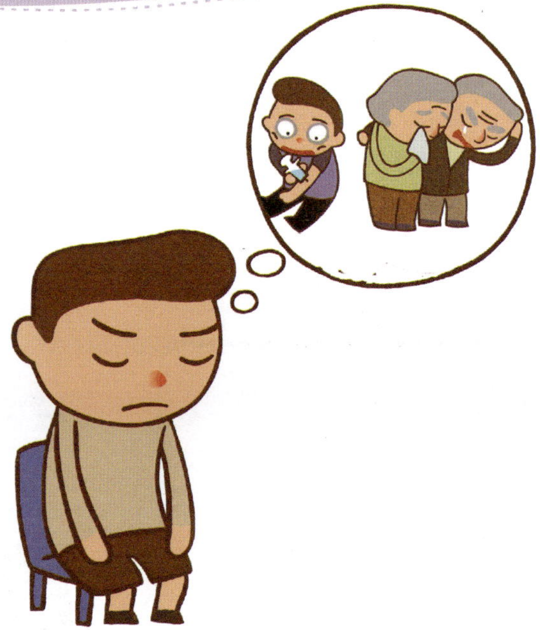

请你想一想需要忏悔的对象，完成下面的表格，根据表格的内容，写一封忏悔书。

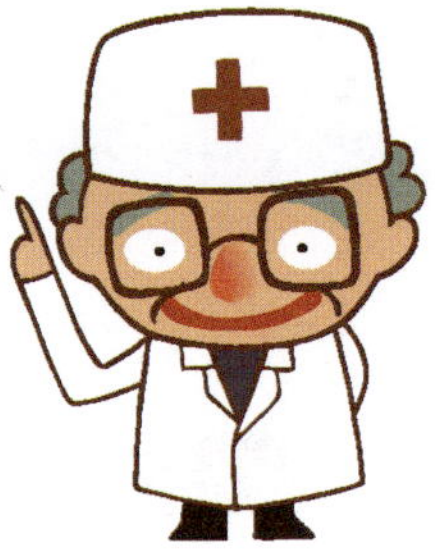

人　物	我对不起的人（写名字）	我要补偿他（们），因为……
父　母		
子　女		
配　偶		
师　长		
朋　友		
其　他		

补　　偿

在补偿时，请选择适当的时机，最重要的是要尽可能这样去做。记住，你是为了帮助自己完全康复而作补偿。如果对方不接受你的补偿，也没关系，不要感到灰心失望，要坚持，相信精诚所至，金石为开。

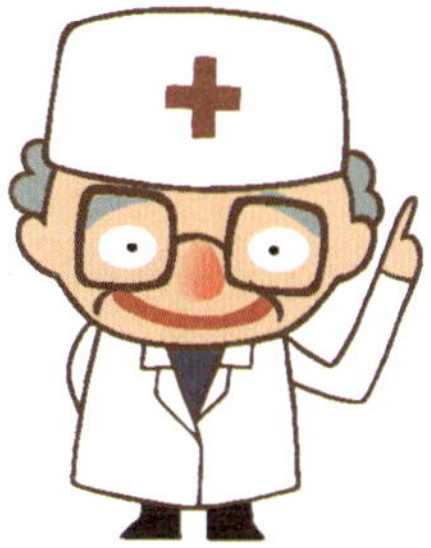

知错就改是好汉，
噩梦醒来是早晨！

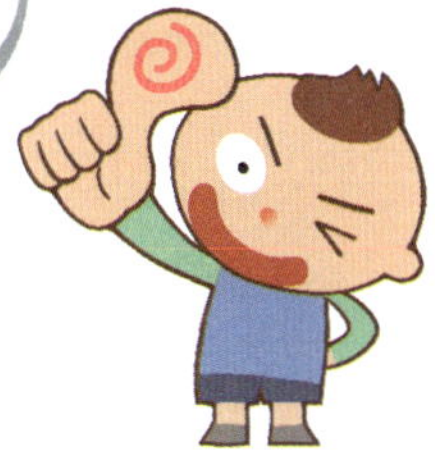

你已经回顾了过去曾经做错的事情，也认识到了自己所犯的过错，你或许已经发现自己曾经伤害过、冷落过或冒犯过他人。

为了让自己心里舒服，建议你列出一张名单，写下有什么人是你曾经伤害过的。你要下定决心，尽可能设法作出补偿。

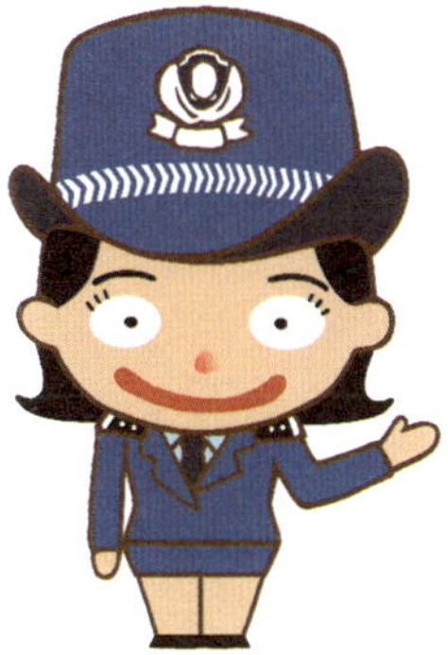

学会道歉

学会道歉也是很重要的哦！

向他人道歉要遵循以下原则：

1. 承担责任。

2. 不找借口。

3. 明确自己的错误。可以尝试使用右边的语句。

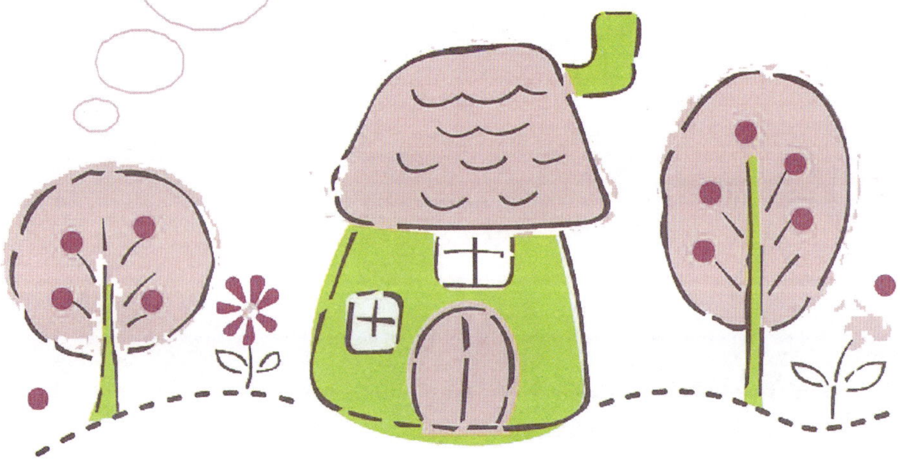

1.我知道我所做的会使你感到不高兴，但我真的不是成心想要惹怒你。因为这些事对我非常重要，所以我们可不可以相互妥协一下？

2.我很抱歉把这件事弄得一团糟。我很抱歉由于我的错误让你这么惨。当时我作出选择的时候，我确实不知道很多重要的事实。不过现在我知道了，以后我一定会作出更好的选择。请你相信我，我确保以后不会再有类似的事情发生。

3.对不起，我不知道这件事会让你这么生气，我为此感到非常抱歉。我们能不能再多谈一下，以保证我以后不会再无意冒犯到你？

小贴士

在作补偿时要注意，别把焦点放在对方所做错的事上，那是他们的问题，不是你的。

三、家庭治疗

经过情感召唤与忏悔补偿的训练，你的内心情感已经被唤醒，并对自己伤害过的人进行了忏悔补偿，这将对你的情感修复起到积极的作用，而且将对你坚定彻底戒除毒瘾的决心起到关键的作用。但是，只有自身的情感召唤和对他人作出补偿是不够的，还需要进一步的辅助训练——家庭治疗。

请积极地和家人保持联系，家庭是你迷途知返的港湾，你要用实际行动告诉家人，你将改过自新，你是一个可以信任的人。家庭治疗是对前面两部分情感修复的有效补充，是情感召唤与忏悔补偿训练的辅助手段。家庭治疗的主要方式是亲情帮教，对于戒毒场所里面的戒毒人员而言，亲情帮教包括亲情电话、家信和家属会见。

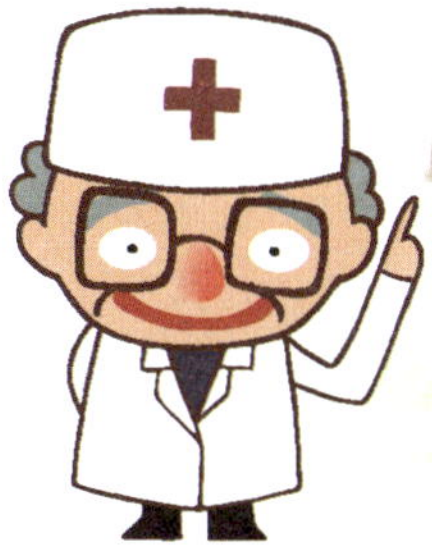

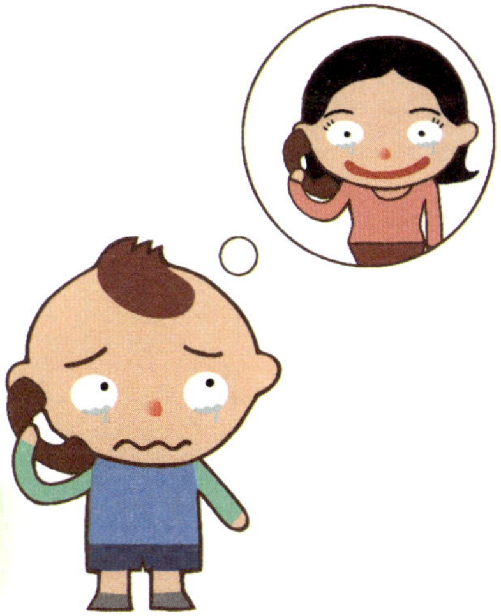

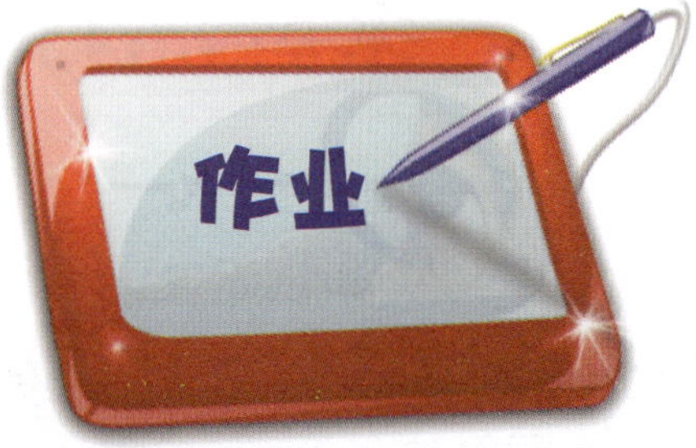

1. 看一部感恩电影，并写一篇观后感。

2. 写一封家书，表达你对家人的爱和关怀。

3. 写一封忏悔书，对伤害过的人或做错的事进行忏悔。

4. 列出你要作出补偿的人的名单。

5. 针对上题所列名单，请把你学到的补偿方法运用到实际中，写出当你有补偿的机会时，你该如何做。

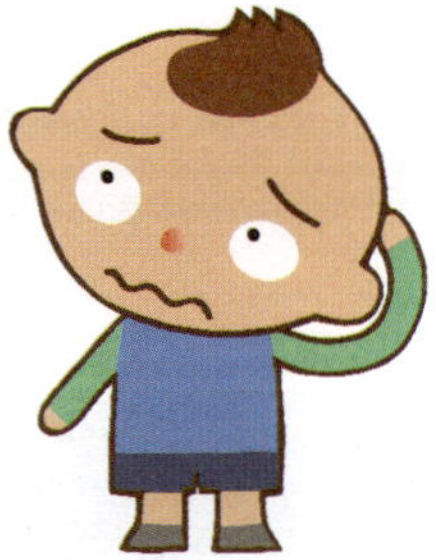

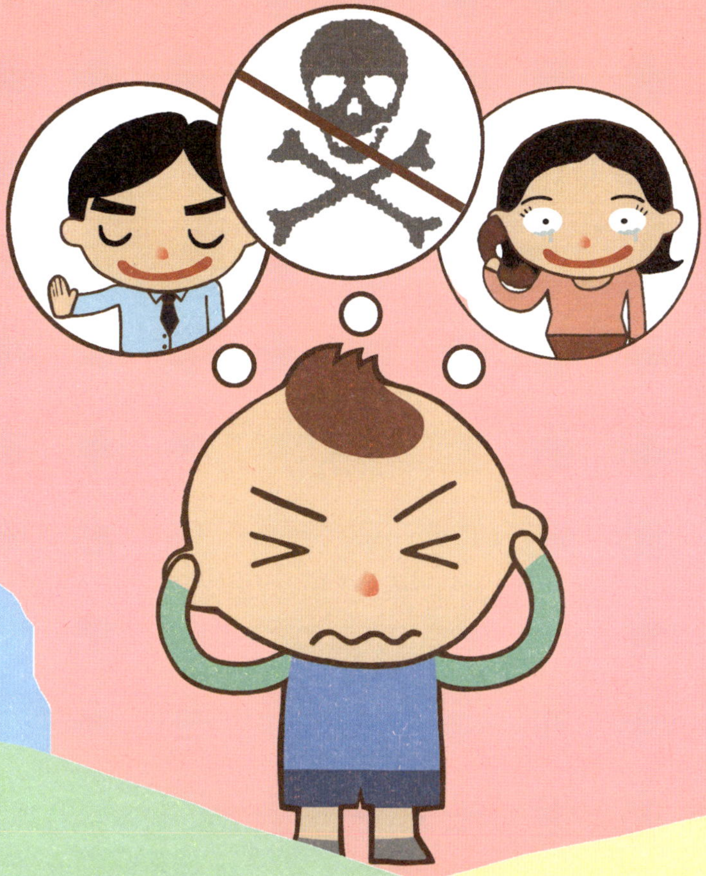

第五训

应对高危情境

导语

经过前四训的学习，大家信心更足，意愿更强，本训通过对各种复吸的高危因素进行分析，并提出相应的训练方案，学习应对高危情境的策略，让大家能够有效应对高危情境，防患于未然。

一、认识高危情境

你可能会遇到的高危情境

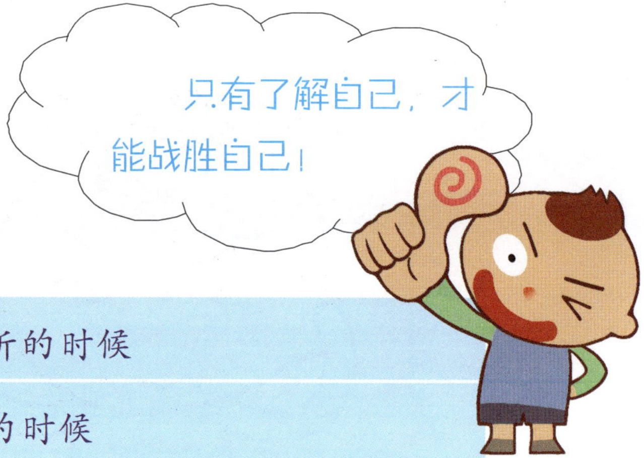

别人在你面前吸毒，你会很难拒绝	找工作遇到挫折的时候
你很生气的时候，可能会复吸	受到他人歧视的时候
无聊时极其渴望吸食毒品	在和以前吸毒朋友的聚会上可能会吸毒
只要用了少量毒品，你就不能停了	如果让你一个人待着，你可能会吸毒
在做任何事都没有动力的情形下	为了吸毒必须偷盗，你也愿意
觉得极度孤独时，你可能会复吸	如果让你吸毒，你会感到鼓舞
家里出现大的变故	你将在近期内吸食毒品
对未来很担忧的时候	因为急躁而感到疲劳的时候
不能控制自己情感的时候	即使知道会被捕，你还是会吸食毒品

二、引发高危情境的因素

引发高危情境的主要因素：

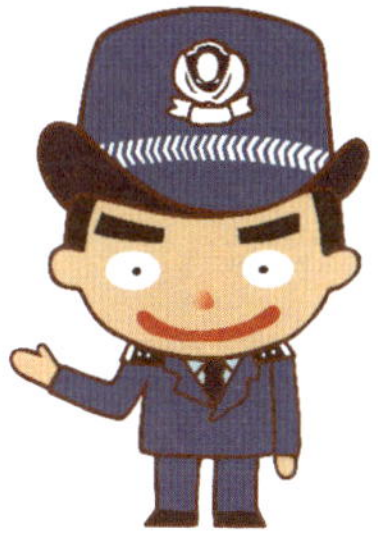

1. 自身的渴求感
2. 负面情绪
3. 毒友的劝诱
4. 看似无关的决定

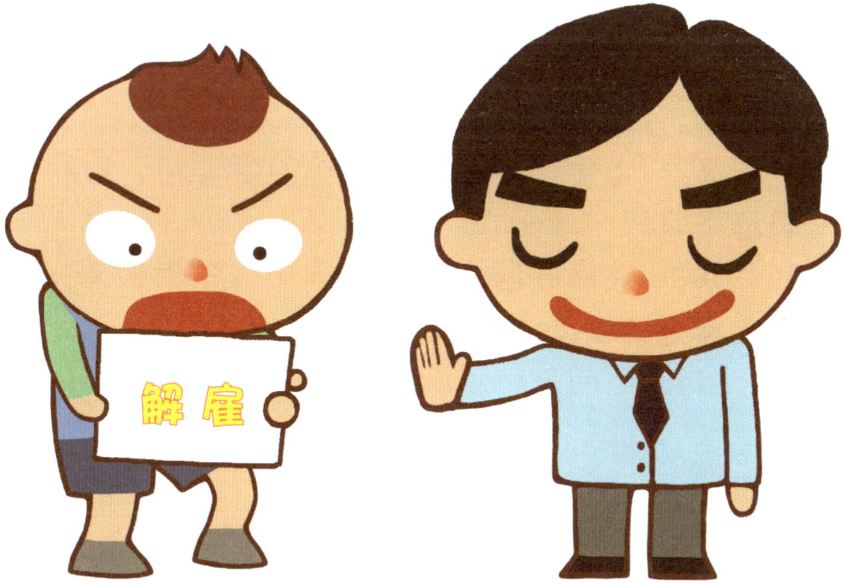

之一：自身的渴求感

渴求感是一种许多人都能够体验到的正常心理现象，比如饥饿、性欲、电子游戏等都会让人产生渴求感。

毒品能让人产生特殊的欣快感和精神满足感，这种使人在脱毒之后仍强烈地渴望重温的精神体验，就是“心瘾”。

诱发渴求感的因素：

（1）吸毒环境会让你触景生情，产生强烈的吸毒冲动。

（2）当生活中发生不愉快的事件时，容易选择吸毒来减轻心理压力。

（3）家庭问题会使你觉得生活没有希望，想通过吸毒来消除烦恼。

（4）不良群体影响。

（5）遇到非常高兴的事情，可能忘乎所以，乐极生悲。

（6）厌烦、无聊。

（7）突然有了许多钱。

应对措施

第一，建立认知性干预措施

(1) 改变毒瘾难戒的错误思想。

(2) 与吸食毒品的欣快体验作斗争。

(3) 思考为满足一时快感所带来的恶果。

(4) 想象不再吸毒后的美好前景。

(5) 背诵戒毒康复警句，淡化吸毒的想法。

第二，行为上干预渴求的措施

(1) 离开引发和加剧渴求感的场景。

(2) 寻求积极的、愉快的新的生活方式。

(3) 与戒毒成功的人交朋友，并寻求帮助。

(4) 参加戒毒互助组织的活动。

(5) 接受康复辅助药物（纳曲酮）的治疗。

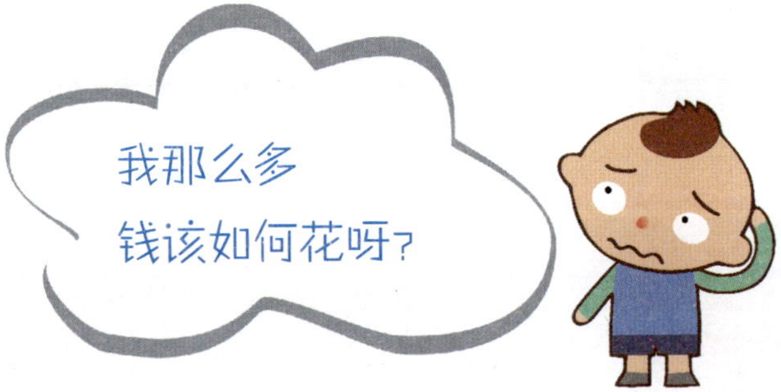

之二：负面情绪

十种常见的负面情绪及其矫正措施

负面情绪	矫正措施
抑郁	①改变追求完美的心态；②多参加群体活动；③及时排解消极情绪
焦虑	①建立适度的希望值；②建立适度自尊；③建立必要的自信 ④正确对待荣誉
愤怒	①凡事都要理智；②要淡化冲动情绪，合理释放愤怒 ③逐步养成处事不惊、淡泊名利，乐于接纳不同意见的良好习惯
空虚	①要有一定的志向；②要培养读书的兴趣；③要改变懒散的习惯； ④要多与人交往
无端烦恼	①要淡化个人得失；②要辩证地看待生活；③要看到人总是有局限性的
消沉	①要有坚定的理想、信念和抱负；②要不断磨炼自己的意志
孤独	①要积极进取；②要培养广泛的兴趣；③要多学一些交际方法， 以便于能和不同观点、习惯、知识、性格、兴趣的人交往
狂妄	①要谨言慎行，虚怀若谷；②要不断充实自己
压抑	①要理解并协调诸如需求与能力、社会要求与个人愿望、竞争与奋斗 以及人际交往中人与人之间的关系；②当压抑产生时，要及时疏泄
心理疲劳	①活动要有节制，不能使自己无休止地处于紧张状态之中； ②要使活动丰富多彩；③要使自己始终保持积极的状态

实施矫正措施的有效方法

1.自我放松法

包括：（1）调息放松法

（2）纵情想象放松法

（3）肌肉放松法

2.适时找人倾诉

包括：（1）自己的亲人

（2）朋友

（3）其他可信赖的人

3.转移注意力

4.培养幽默感

缓解负面情绪的舒压运动

①梳头；②鸣鼓（以手掌紧压住双耳数秒，然后迅速脱离）；③揉眼；④捏鼻；⑤叩齿；⑥吞津；⑦转颈、耸肩；⑧拍肩；⑨转腰。

之三：毒友的劝诱

毒友劝诱的常用手段：

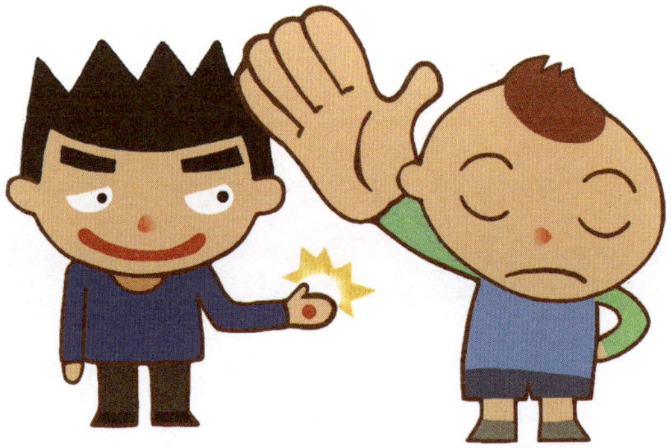

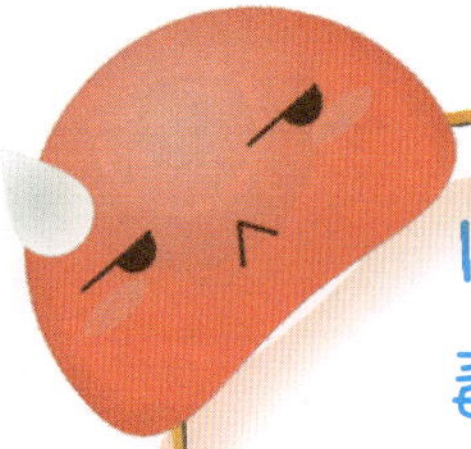

1.热情请客，“犒劳”朋友。

毒友会以免费请大家“弄两口”或“打一针”为诱饵，劝诱你再次吸食或注射毒品。

2.声称货好，感觉更棒。

以吸毒者最大的快乐——“飘飘欲仙的感觉”为诱饵，劝诱你尝尝新货，使你重新沾染毒品。

3.要求帮忙。

让大家帮他们打一针，这样，当你重新看到吸毒的场景，就会出现强烈的渴求心理，最终会主动要求吸食或注射毒品，复吸行为便由此开始。

4.使用激将法。

5.鼓吹“毒品永远戒不掉”的错误观念，打击你的戒毒信心。

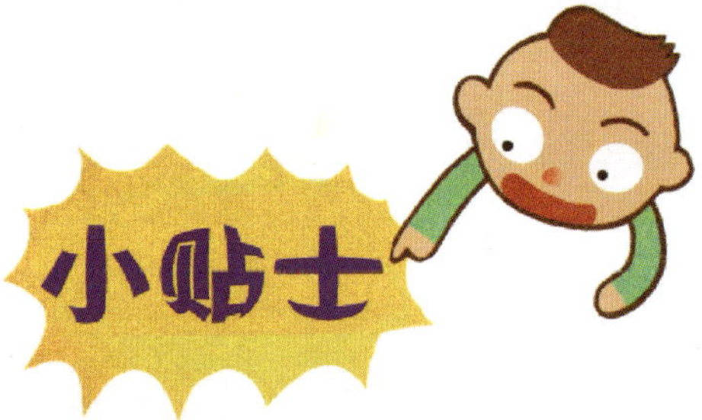

以上就是毒友劝诱你吸毒的惯用伎俩，他们可能是为了牟取暴利，以贩养吸；也可能是想拉你下水，寻求心理平衡。总之，劝诱你吸毒的人都不是你真正的朋友，以后遇到类似情况你千万要躲开哦！

之四：看似无关的决定

什么是“看似无关的决定”

“看似无关的决定”看起来虽与使用毒品无关，但往往正是这些“小小的决定”，让戒毒人员重新陷入危险的境地，从而走上复吸之路。

哦，看似无关的决定原来也是诱发我吸毒的因素！

看似无关的决定

(1) 主动去那些可能得到毒品的地方。
(2) 待在吸毒的危险环境。
(3) 不抛弃、不破坏吸毒用具。
(4) 和使用毒品的人接触。
(5) 对家人隐瞒自己的吸毒史。
(6) 不将自己戒毒的决心告诉贩毒或吸毒者。
(7) 空余的时间不安排活动，导致空虚无聊。

小贴士

要小心以下的念头哦！
“这个聚会，我必须去。”
“我能够控制自己不吸。”
“只吸一口，没关系的！”

三、应对高危情境

防止高危情境的出现，是避免复吸的有效方法。虽然大家尽量避免置身于高危情境中，但仍会发生一些不可预测的事件导致高危情境的出现。例如，亲人病重或死亡、失业、情感危机等。所以，大家应该制订一套危机发生时的应急计划，以便高危情境出现时，知道如何应对。

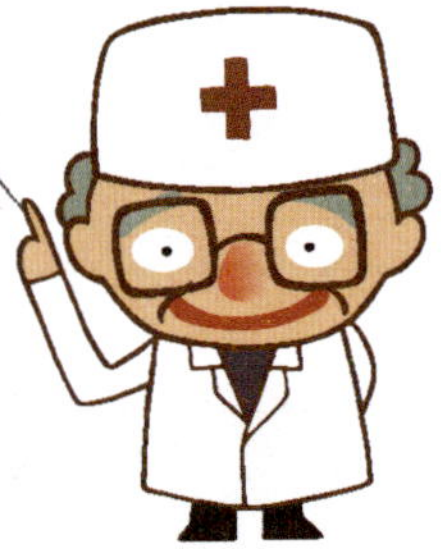

高危情境及其应对策略

1 置身于以往吸毒的环境

对策：

A.坚决远离涉毒的不良环境；

B.尽快换新环境；

C.毅然拒绝；

D.逃避不了的时候，借口离开；

E.多交益友，建立新的生活圈子。

2 出现负面情绪

对策：

A.及时宣泄情绪（如大哭一场，做运动等等）；

B.找朋友倾诉；

C.找专业人士咨询；

D.回忆开心的事情；

E.参加有益的活动。

3 感觉空虚无聊

对策:

A.努力工作、充实生活;

B.多交人生阅历广的朋友;

C.对未来生活进行计划;

D.加入公益性的活动团体。

4 身躯感到痛苦

对策:

A.咨询专业医师，不要擅自用药;

B.参加感兴趣的有意义的活动，转移注意力;

C.冥想或心理暗示。

5 突遇过度兴奋的事

对策:

A.避免使用兴奋剂或镇静剂;

B.学习放松训练。

6 存在侥幸心理

对策:

A.增加对毒品危害性的认识;

B.牢记家人的期望;

C.学习放松训练。

7 突然获得大量的钱

对策:

A.交给家人管理，需要时再向家人要;

B.马上存入银行;

C.组建自己的家庭。

作业

1.参照表格，制作渴求感应对记录表，积累拒毒经验，用于应对日后可能遇到的高危情境

时　间	场景、想法、感受	渴求感的强度（1~100）	持续时间/（分钟）	解决的办法与对策
周五，下午3点	与家人吵架，感到沮丧、愤怒	75	20	向品行好的朋友倾诉
周五，晚上7点	想出门	65	30	看场电影
周六，晚上9点	看电视，感到非常无聊、孤独	80	45	跑步

2.完成下面的表格

我不会使用毒品的地方	在这段时间我不会使用毒品	和×××在一起的时候我一定不会使用毒品	在参加这类活动的时候我一定不会使用毒品

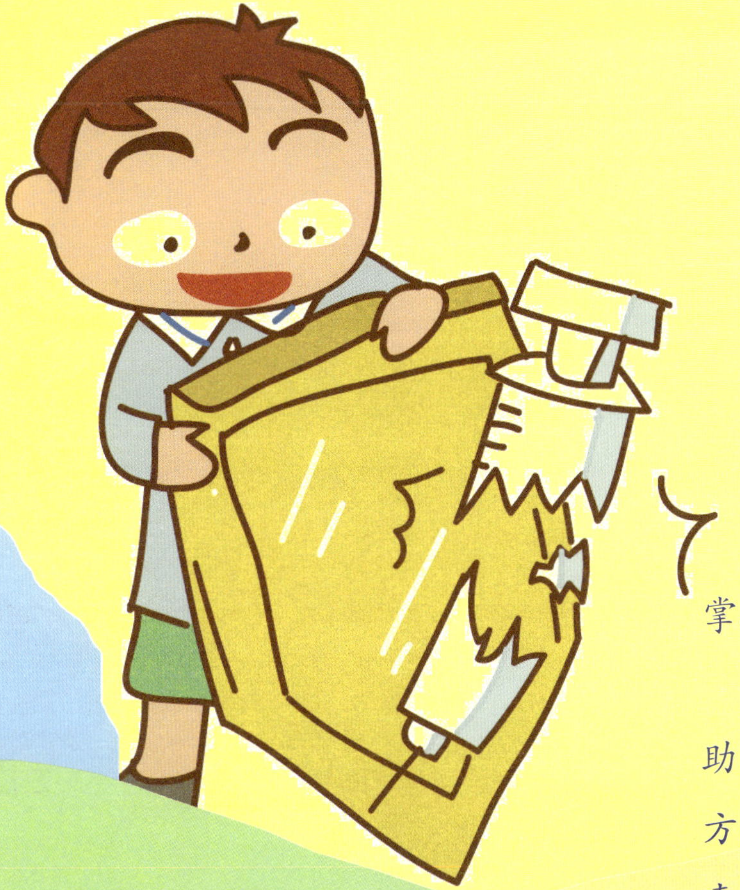

第六训

预防复吸的技巧

导语

通过上一训的训练，大家对高危情境有了一定的认知，掌握了一些应对方法。

本训将进一步为大家介绍几种拒绝毒品诱惑的方法，帮助大家分析自身的问题和掌握拒毒技巧，并在认知、行为等方面进行治疗，形成良好的心理状态，通过反复训练，把拒毒技巧固化为日常习惯，实现增强拒毒能力的目标。

一、了解偶吸与复吸

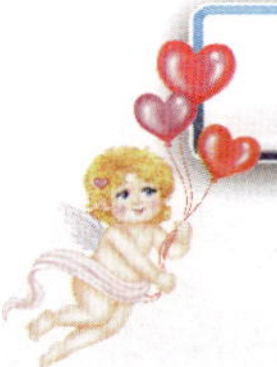

“偶吸”与“复吸”

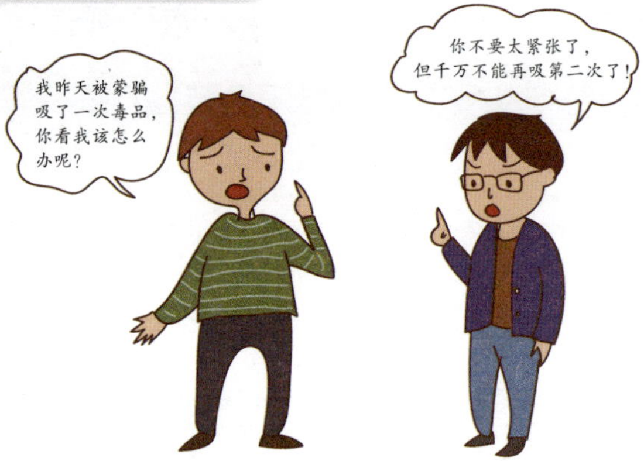
我昨天被蒙骗吸了一次毒品，你看我该怎么办呢？
你不要太紧张了，但千万不能再吸第二次了！

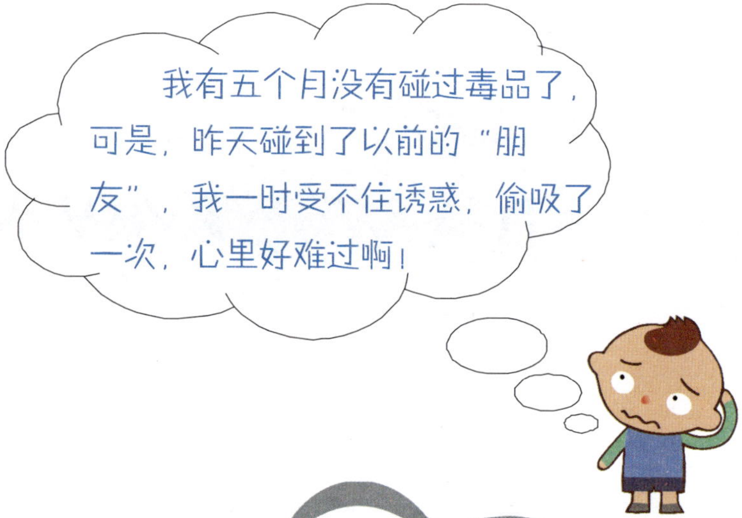

你这种情况属于“偶吸”，“偶吸”和“复吸”是不同的。“偶吸”是指偶尔一次吸食毒品，而“复吸”是指又回到了以前吸食毒品的状态。

偶吸并不可怕，只要今后坚决不吸，就没问题了！

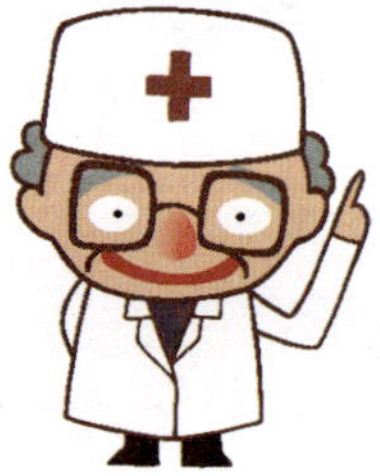

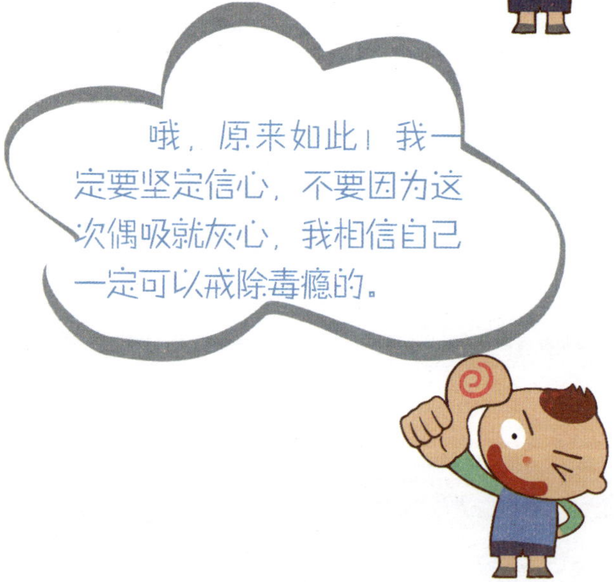
哦，原来如此！我一定要坚定信心，不要因为这次偶吸就灰心，我相信自己一定可以戒除毒瘾的。

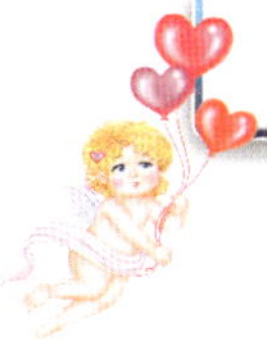

自我测试

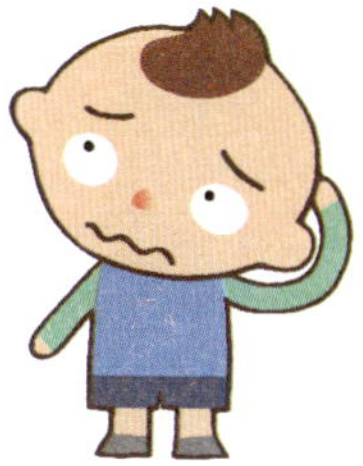

拒绝吸毒量表

毒品的种类	非常难拒绝	颇难拒绝	不知道	颇容易拒绝	非常容易拒绝
A.大麻					
B.白粉（海洛因）					
C.摇头丸（亚甲二氧基甲基安非他明）					
D.K粉（氯胺酮）					
E.冰毒（甲基安非他明）					
F.忽得（甲喹酮）					
G.五仔、蓝精灵					

请根据你现在的情况，认真填写"拒绝吸毒量表"（要求：必须是真实想法，不要隐瞒）。

如果面对以上毒品，你反应会如何？（请在你认为最适合的选项下打"√"）

选"非常难拒绝"为1分，选"颇难拒绝"为2分，选"不知道"为3分，选"颇容易拒绝"为4分，选"非常容易拒绝"为5分，得分越高，说明你的抵御能力越强。

二、导致复吸的因素

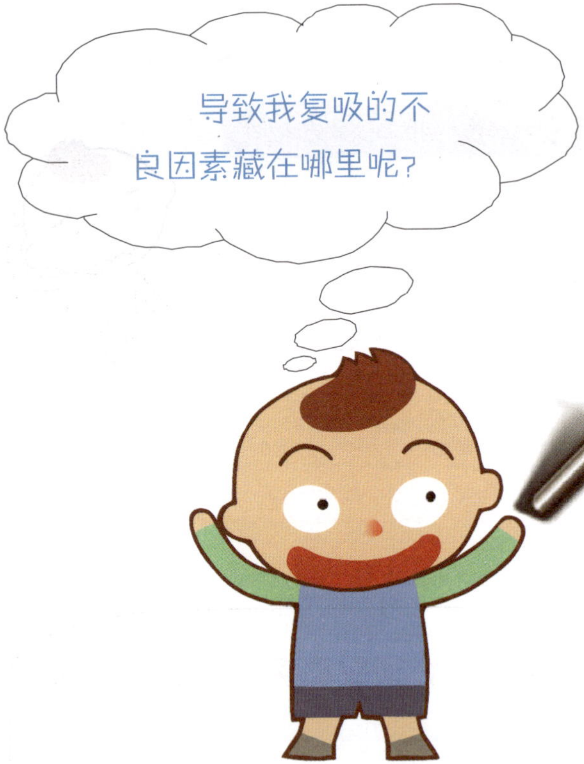

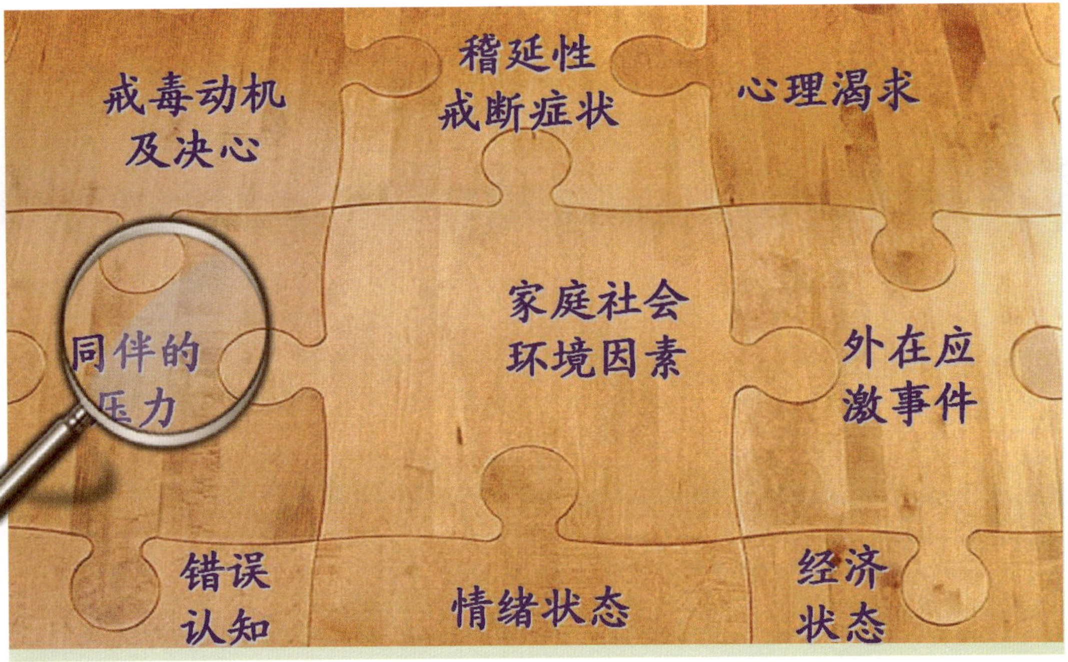

大家要找到自己复吸的“病因”，并根据轻重程度“对症下药”，然后进行自我“治疗”训练。本方法在走出戒毒所后还可以用哦！

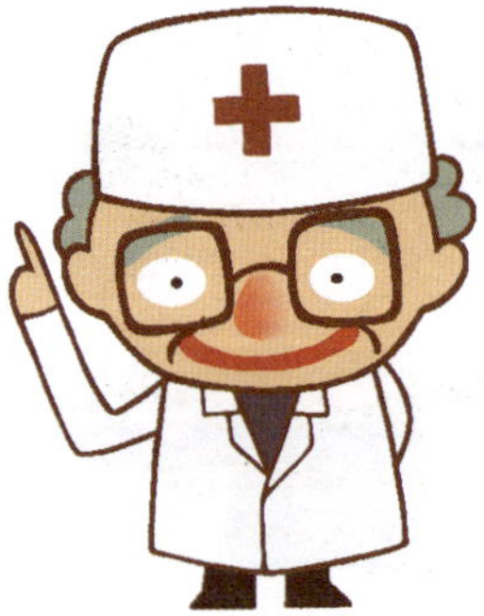

三、预防复吸的方法

1.认知疗法

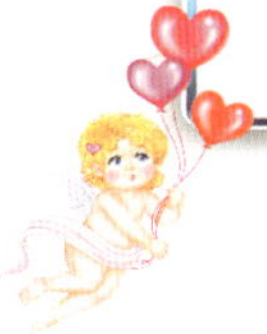

“认知疗法”是根据人的认知过程，影响其情绪和行为的理论假设，通过认知治疗和行为技术来改变求治者的不良思维认识，从而纠正不良行为的心理治疗方法。

“合理情绪疗法”又称“理性情绪疗法”，是帮助人们改善负面生活情绪和思想的心理疗法。

大家是否觉得自己信心崩溃，缺乏责任感，有很强烈的逃避倾向？这是因为你们存在消极的认知，这可能就是大家吸食毒品和不断复吸的内在原因。请大家阅读右边的文字，你会发现，对待事情，不同的心态会出现截然不同的结果。

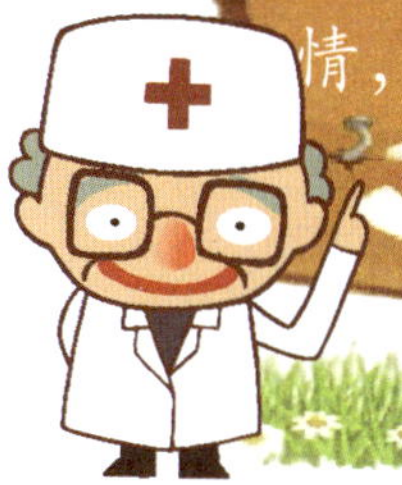

有这样一位老人，儿子卖皮鞋，女儿卖雨伞。每到雨天老人就为卖皮鞋的儿子发愁，而到了晴天她又得为卖雨伞的女儿发愁。于是不管是晴天还是雨天她都在发愁，常常唉声叹气的。

一天，有一个人对她说：“老人家，您好福气啊！下雨天，您女儿生意兴隆；大晴天，您儿子生意好做，对您来说，哪一天都是好日子！”老人转念一想，茅塞顿开。

此后，老人在雨天想着的是卖雨伞的女儿，晴天则想卖皮鞋的儿子，每天都眉开眼笑，生活得很开心。

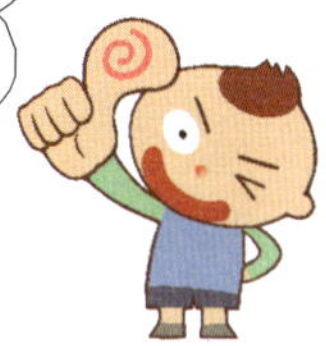
我以后一定要
用积极的心态去面
对所有的事情！

2.行为疗法

人是通过学习获得非适应性行为的，如通过对外界的模仿而学会吸毒一样。所以，人也可以通过学习来消除那些不良行为和非适应性行为。行为疗法通过改变大家的不适应行为，消除行为缺陷，改变心理对环境变异的应对方式，使大家脱离原来与毒品有关的行为习惯，学习新的技能及习惯。

“行为治疗”又称“条件反射治疗”，是以行为学习理论为指导，按一定的治疗程序，来消除或纠正人们的异常或不良行为的一种心理治疗方法。

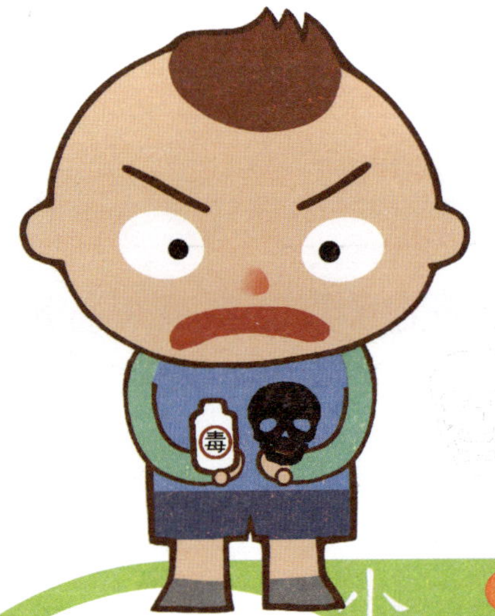

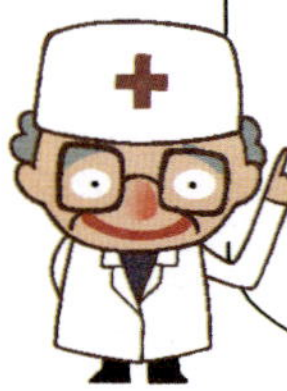

“厌恶疗法”是行为疗法中常用的一种，又称“对抗性条件反射疗法”，它是使大家由看到毒品或吸毒工具就想吸毒，变成看到毒品或吸毒工具就痛苦，久而久之形成对毒品不再感兴趣、不想再吸毒的稳定反应。大家离开戒毒所后，可以用自己最厌恶的东西来进行练习，直到自己对毒品产生厌恶感为止。

小贴士

大家可以用自己最厌恶的东西来进行练习，直到自己对毒品产生厌恶感为止。运用厌恶疗法时，厌恶性刺激要达到足够的强度；厌恶疗法会给你带来非常不愉快的体验，因此在使用厌恶疗法前必须了解清楚自己的身体状况，以及是否对某些刺激物有过敏现象等。

3.暗示疗法

受暗示性是人的心理特性，它是人在漫长的进化过程中，形成的一种无意识的自我保护能力，当人处于陌生、危险的环境时，人会根据以往形成的经验，捕捉环境中的蛛丝马迹，来迅速作出判断。

积极正确的暗示疗法，通过调节人的神经内分泌，可以促进脑中有益的激素分泌，增强人的身体健康，大家应该注意有意识的给自己做一些积极的心理暗示。

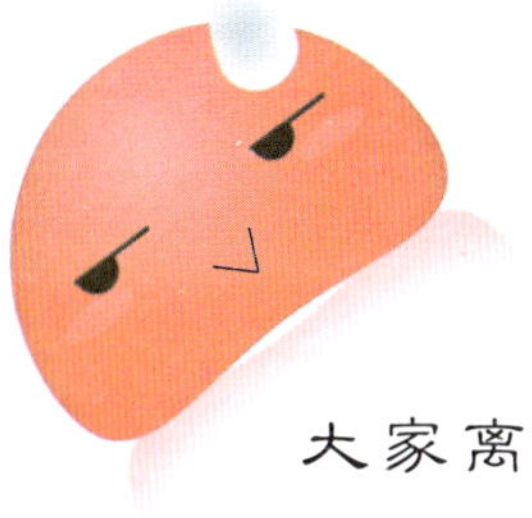

大家离所回家后，可以在每天起床时对自己说：“我今天能够坚持住，我一定能够过得很好！”睡觉前对自己说：“我今天过得很好，我明天同样能够坚持，同样会过得很好，我今后会过得越来越好！”这样，坚持一天，一周，一个月……今天的成功必将成为明天成功的动力，从而形成良性循环，越来越好，最终获得成功。

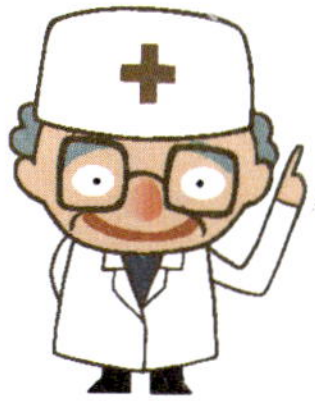

积极的暗示可以帮助你稳定情绪，树立自信心及战胜困难和挫折的勇气；消极的暗示却能对你造成不良的影响哦！

4.宣泄疗法

大家要学会运用适当的方法来转移负面情绪，达到释放一定的心理空间来接受其他的刺激和认知方式，增强对具体事件的理性信念，减少或消除内在的非理性信念，加速脱毒的进程和增强拒毒抗毒的能力。

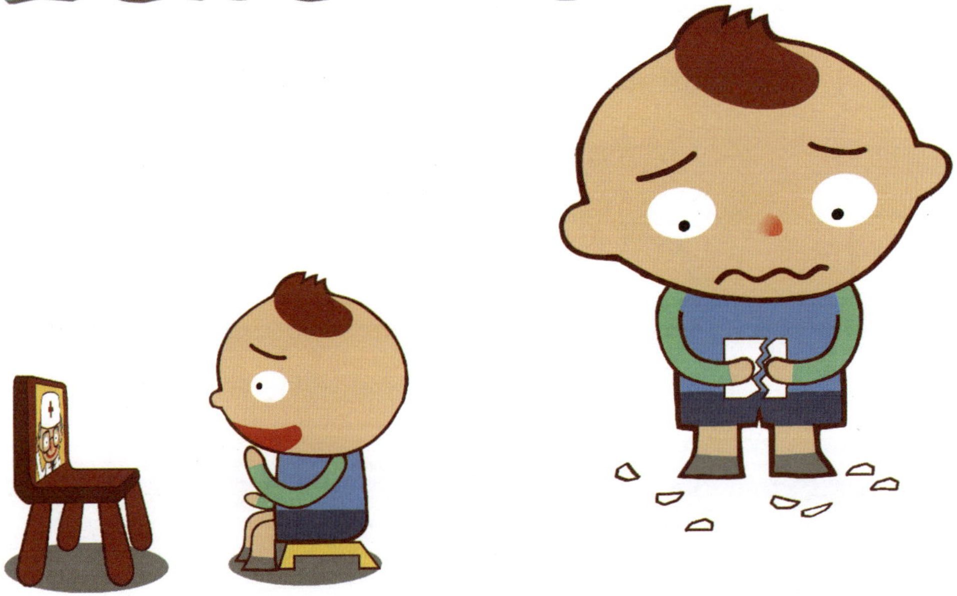

把会导致强烈不良情绪的情景或物品写在卡片或纸上，例如，被人小瞧的时候、做错事的时候、被人批评的时候、被人怀疑的时候、自己的需求得不到满足的时候、遇到困难的时候、戒毒失败的时候、与人交往的时候、想到毒瘾发作的时候……

把卡片或纸按照影响情绪的程度从小到大排列。

拿着排列好的卡片，以舒适的姿势坐下或躺下，先放松全身，并做有规律的深呼吸。集中注意力并想象卡片上的情况或事情，让情景浮现在眼前。如果在想象过程中，觉得心里不舒服，出现焦虑或紧张情绪时，立刻停止想象，并做深呼吸让自己再次放松，直到完全松弛，然后再次重新想象刚才的情景。直到在想象时不会出现不良情绪后，把卡片或纸张撕掉，接着进行下一张，直到最后一张。

四、预防复吸技巧的训练

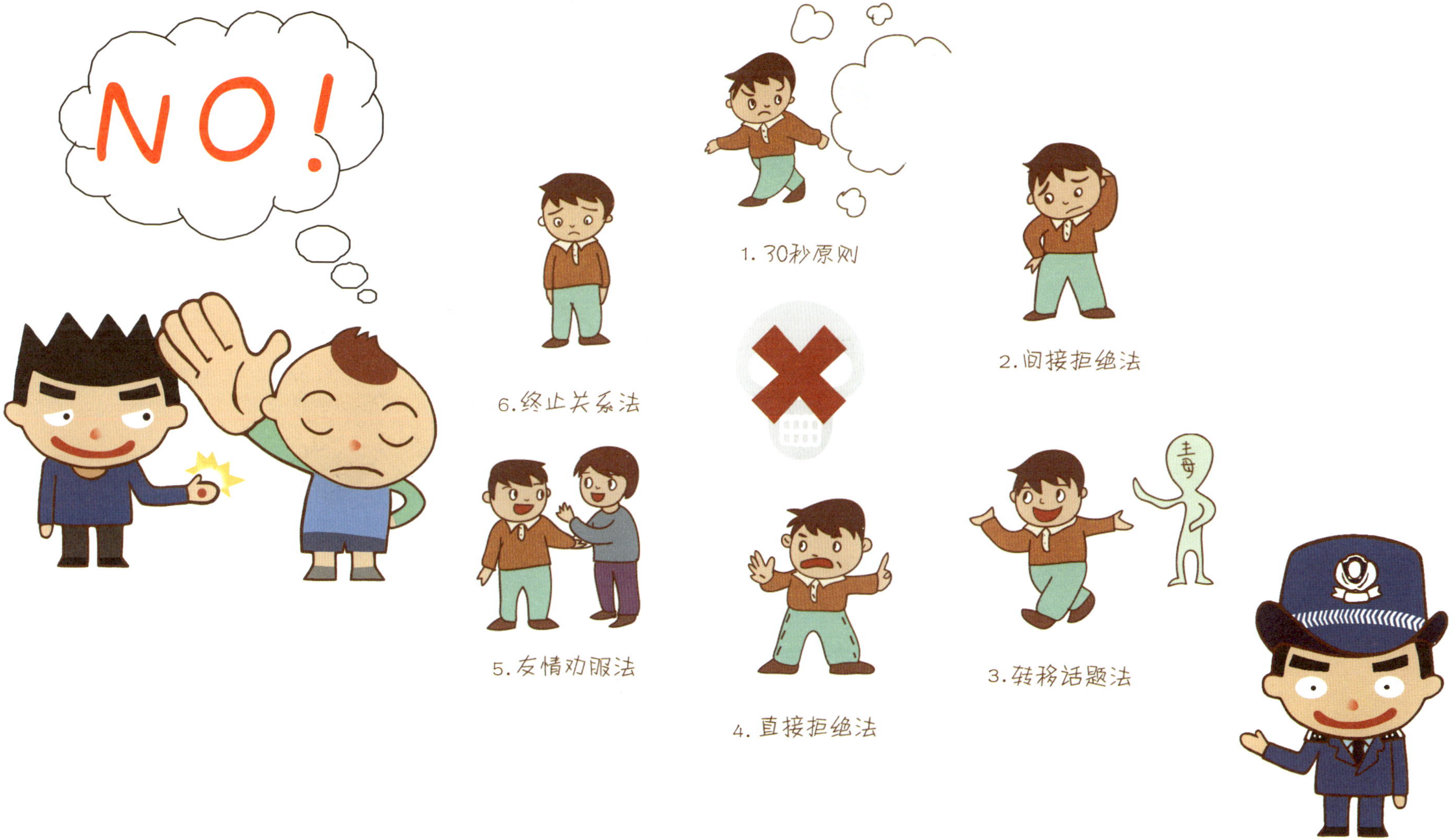
NO!
1. 30秒原则
2. 间接拒绝法
3. 转移话题法
4. 直接拒绝法
5. 友情劝服法
6. 终止关系法
毒

1.30秒原则

“30秒原则”又称为“救命30秒”，即在被毒品诱惑的情况下，让自己想30秒钟再决定是否要接受毒品。也就是让大家经过反复训练，形成一种思维定式：在面对毒品的诱惑时，你们将条件反射式地用30秒钟进行一连串联想：吸毒前快乐的生活，吸食毒品造成的痛苦，吸毒给亲人带来的伤害，最终会对毒品说“不”！面对毒品，大家要赶紧逃离！

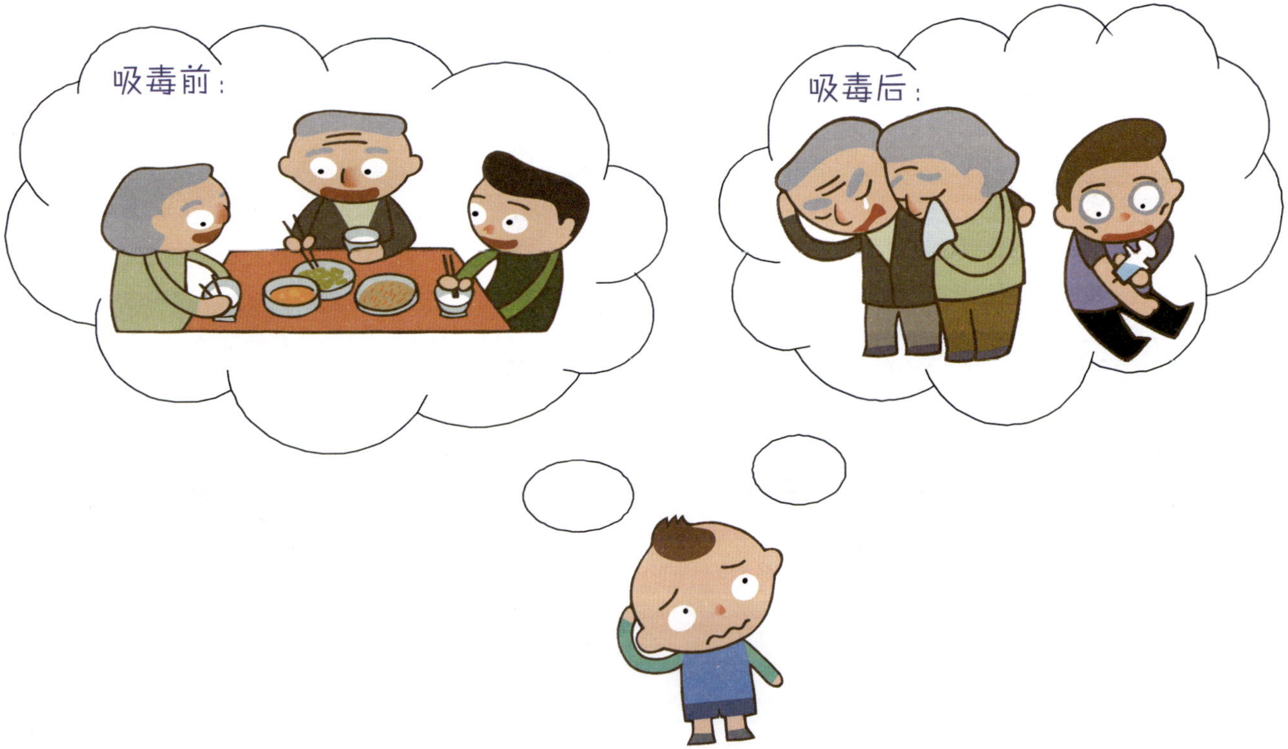

2.间接拒绝法

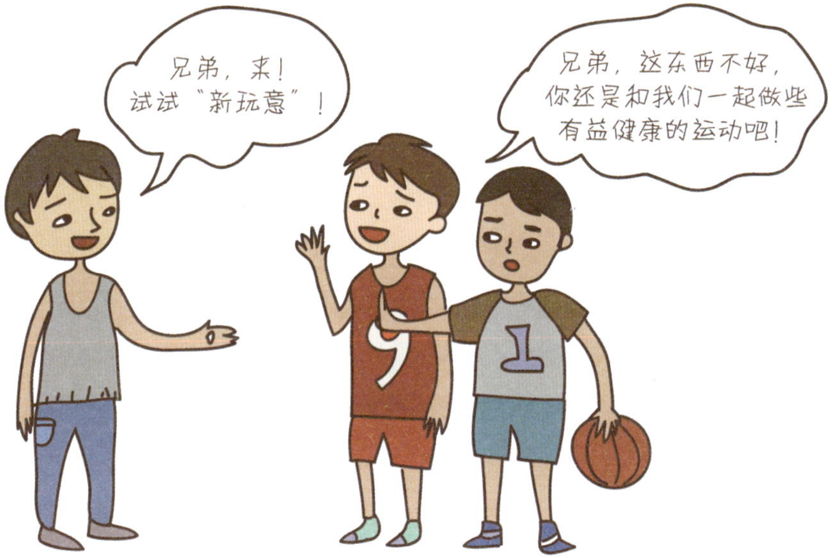
兄弟，来！
试试“新玩意”！
兄弟，这东西不好，
你还是和我们一起做些
有益健康的运动吧！

3.转移话题法

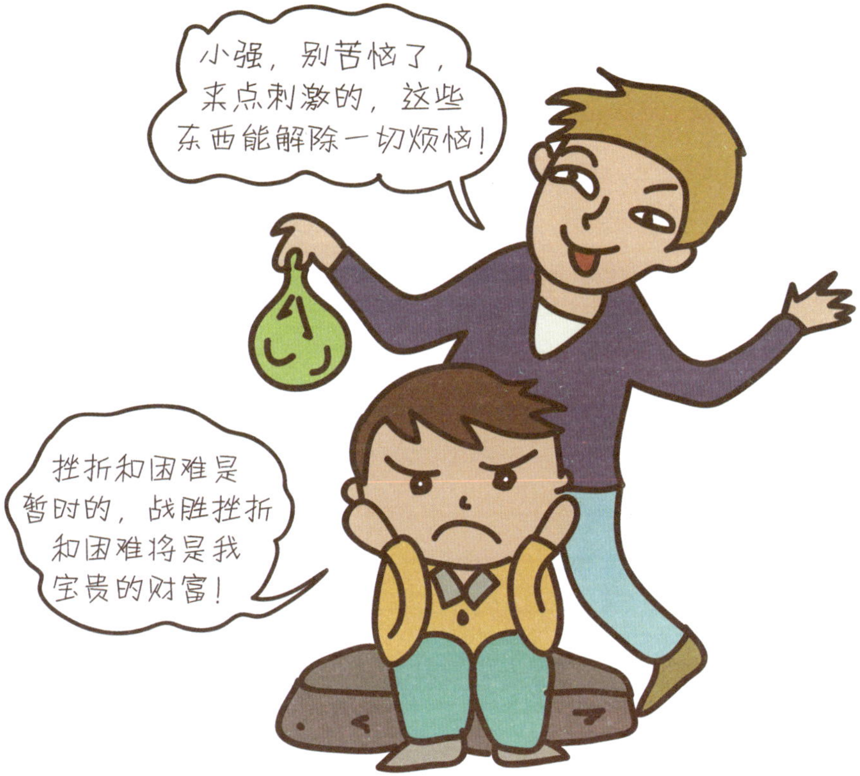
小强，别苦恼了，
来点刺激的，这些
东西能解除一切烦恼！
挫折和困难是
暂时的，战胜挫折
和困难将是我
宝贵的财富！

4. 直接拒绝法

大家自行设计一句拒绝毒友的话，不断地进行练习，到了有需要的时候，就能脱口而出。说话时必须坚定、肯定、简单有力，还必须言行一致，不要口是心非。当说“不”的时候，心中也要想着“不”！

例如，“我不去，谢谢！”

“对不起，不行！”

“你自己用吧！”

甚至可以直接说：“滚开！你这个毒贩子！”

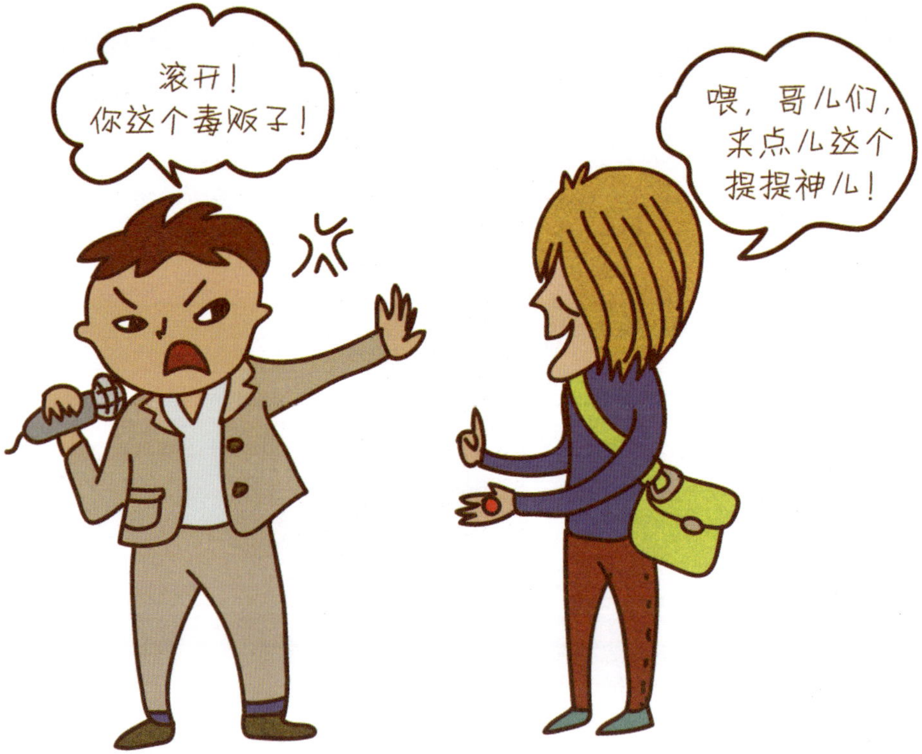
滚开！
你这个毒贩子！
喂，哥儿们，
来点儿这个
提提神儿！

5.友情劝服法

在对诱惑者使用“友情劝服法”时，态度要诚恳，要表现出你很重视彼此之间的友谊，但不希望为了尊重友谊而做自己不愿意做的事情。你的劝说完全是站在为对方着想的角度。这样做，可以向毒品提供者宣传毒品的危害，劝告其一起参与戒毒。

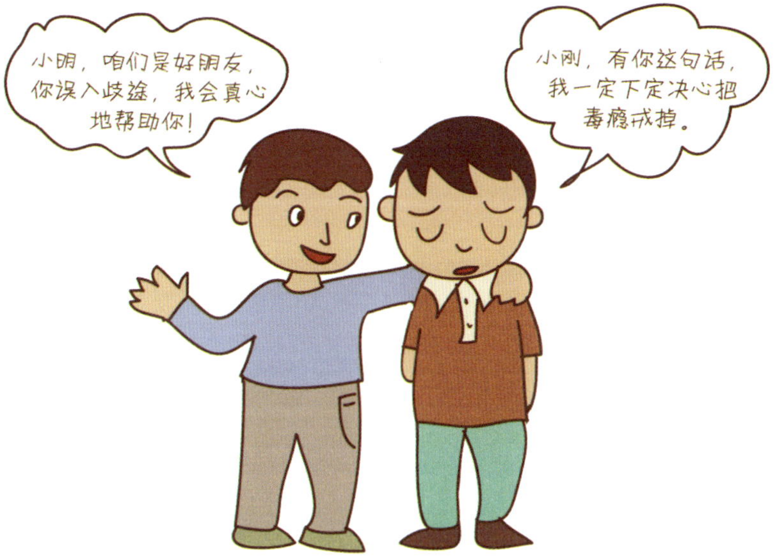
小明，咱们是好朋友，你误入歧途，我会真心地帮助你！
小刚，有你这句话，我一定下定决心把毒瘾戒掉。

6.终止关系法

对居心叵测的诱惑者，使用“终止关系法”，可以使他们主动远离，不再接近。

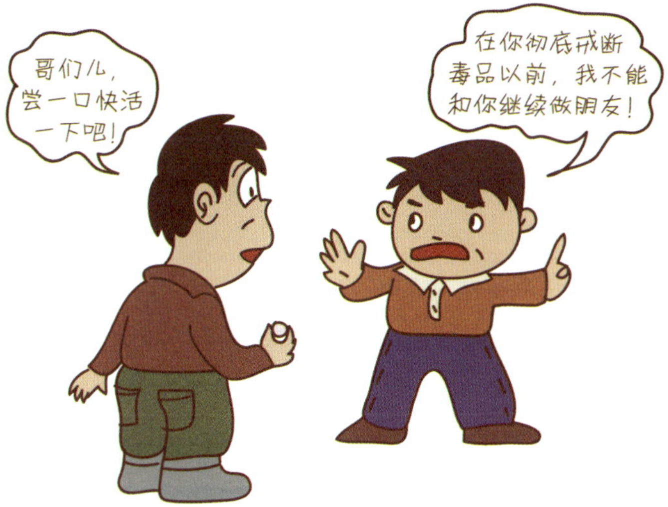
哥们儿，尝一口快活一下吧！
在你彻底戒断毒品以前，我不能和你继续做朋友！

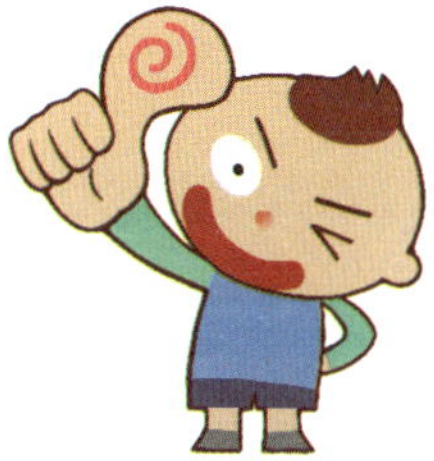

作业

1. 为自己设计一些关于吸毒前后生活情景的联想，例如，吸毒前快乐的生活，犯毒瘾时的痛苦，吸毒给亲人造成的伤害等，并在心里默念“毒品太可怕，我要赶紧逃离”，并不断进行强化练习。

2. 请以“当我……时，我将会告诉自己……”的句式写七句鼓励自己的话。

3. 再做一次拒绝吸毒量表，进行自我测试，看看情况有没有改善。

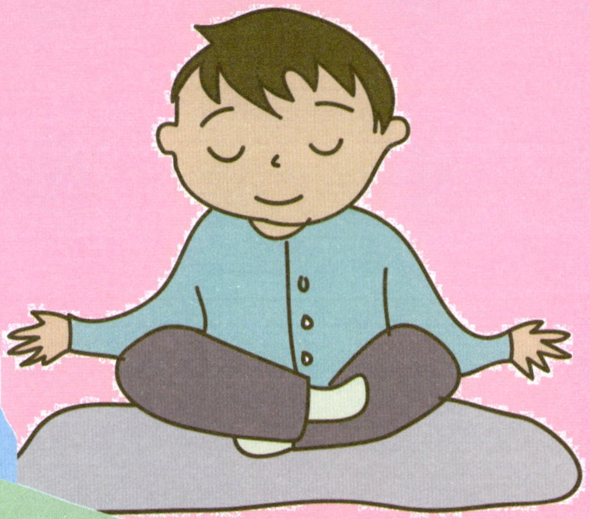

第七训

静心冥想

导语

静心冥想训练，自始至终贯穿戒毒全过程。静心冥想不仅可以辅助大家的生理脱瘾，而且对普遍存在的心理疾病、负面情绪、毒品的心理依赖都有较好的抑制和消除效果，还能帮助大家保持一个身心健康的生命状态，增强戒毒信念和戒毒意志力。

本训主要阐明静心冥想的基础知识，并将练习方法授予大家，希望你们通过本训的训练尽早走出毒品的阴霾，并将训练方法持之以恒、融会贯通到日常的戒毒训练中，使静心冥想成为今后的日常习惯。

一、什么是冥想

冥想，是一种停止左脑活动，而让右脑单独活动的思维方式。冥想的内容以图像和情景为主，冥想的效果是要得到一种愉悦的感受。

冥想并不是胡思乱想，只有令人愉快的内容，才属于冥想范畴。

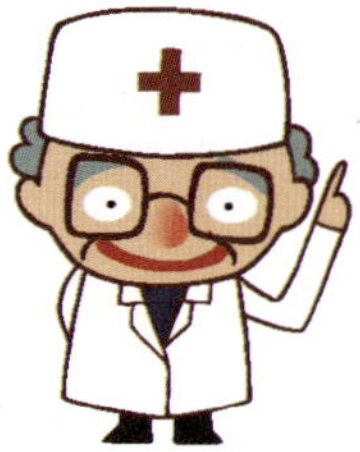

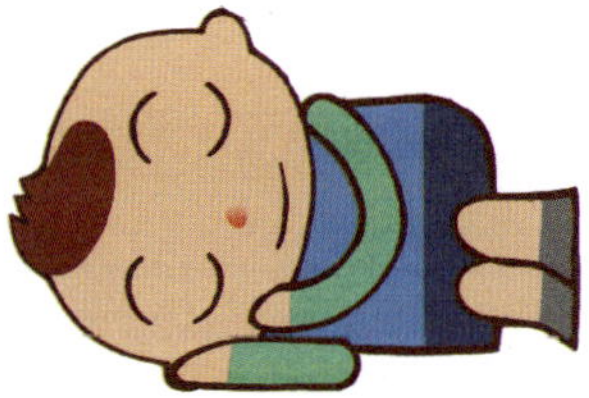

冥想并不是只能够坐着进行的，实际上，随时随地都可以进入冥想的状态。冥想是一种改变意识的方式，它通过尝试获得宁静状态而增强自我意识和保持良好状态。

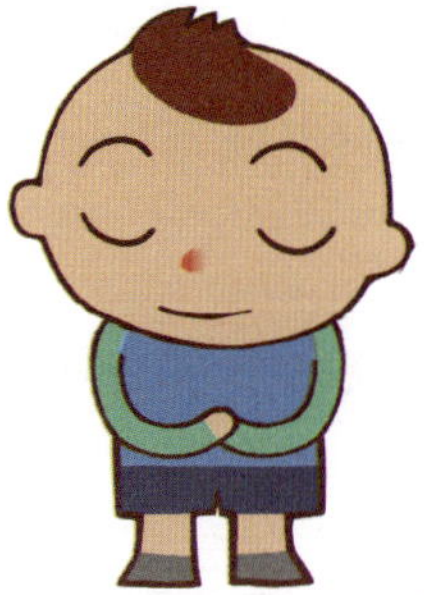

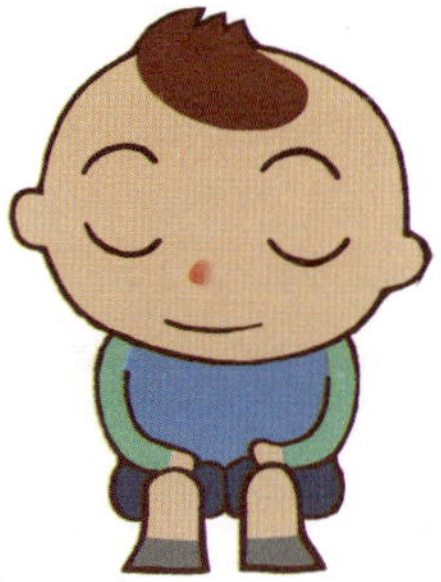

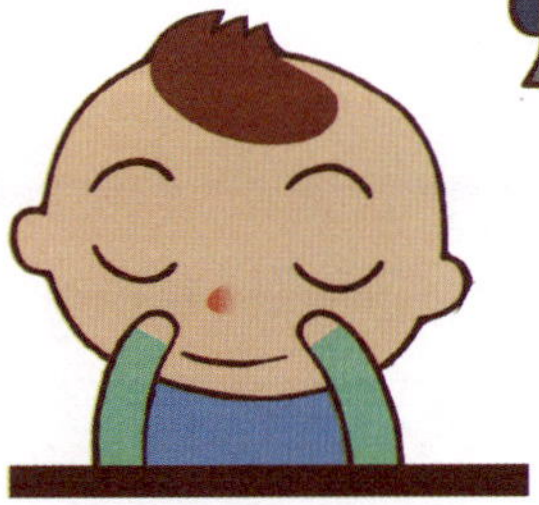

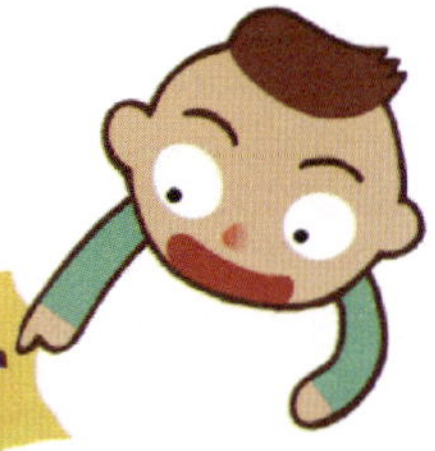

小贴士

第七训并不是从第六训结束才开始练习的，而是可以自始至终贯穿整个戒毒过程的哦！希望你能坚持练习，一定会有让你惊讶的效果的！

二、冥想的作用

根据科学实验证明，当人进入冥想状态时，大脑的活动会呈现出规律的α脑波，此时支配知性与理性思考的脑部新皮质作用受到抑制，而支配本能和自我意志但又无法加以控制的自律神经，以及负责调节荷尔蒙的脑干与脑丘下部，都会变得活跃。冥想就是利用这一科学原理，达到平衡身心的目的。

冥想是心理的大扫除，也可称之为心灵净化。人的生活就应该处于平衡状态，在冥想的理论体系中，一切自然现象都是靠自然平衡来维持的。然而，过去大家由于吸毒，破坏了原有的自然平衡，形成了靠吸毒来维持身心平衡的病态现象。通过冥想训练，就是要改变因吸毒而造成的病态平衡，重新建立符合自然规律的正常平衡。

冥想要靠长期训练才能达到很好的效果，大家一定要坚持哦！加油！

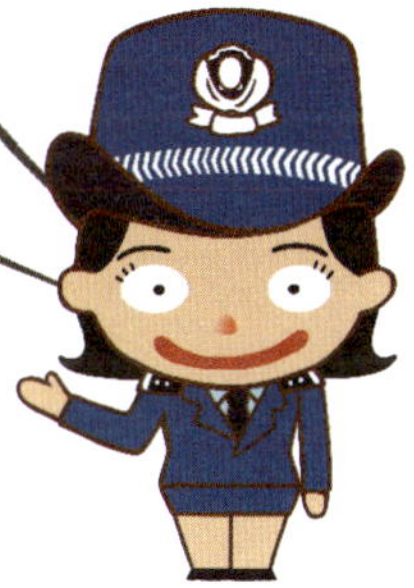

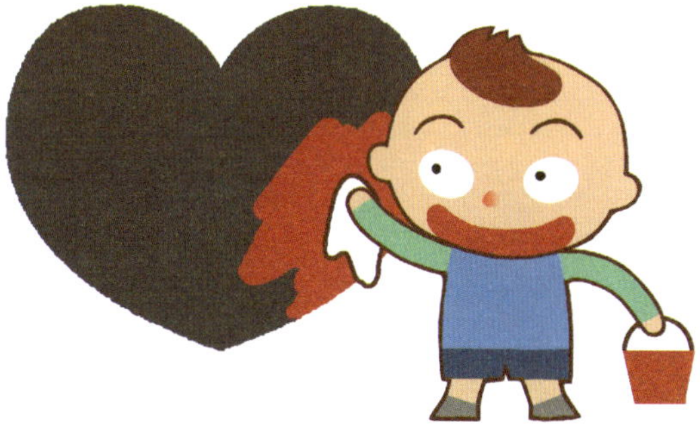

冥想对身体大有裨益。它有助于抑制痛苦、提高治病疗效，其原理是：通过冥想训练，能很好地消除负面情绪，使日渐平静、安然的心获得的幸福感越来越多，血压随之下降，身体的抗病能力随之增强，心灵也随之得以抚慰。

三、常用的两种冥想方式

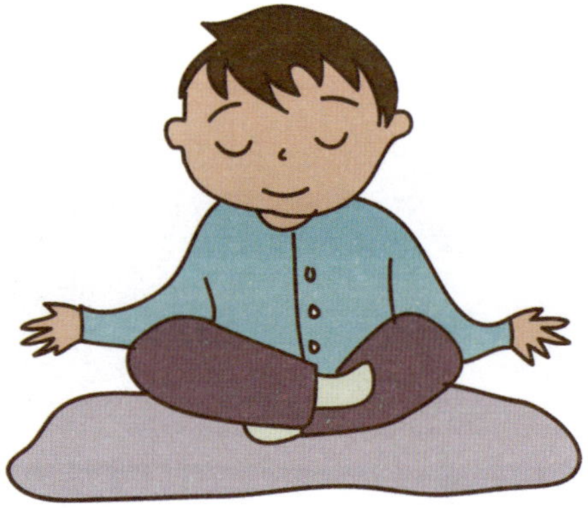

1.语音冥想

语音冥想是最传统、普及最广的冥想方式。

方法：采取任何舒适的坐姿（可以长时间非常舒适地坐着的姿势），放松身体，闭上眼睛，保持头、颈、脊椎的挺直，随引导发出“噢—姆”音。

2.静思冥想

静思冥想又称自我放松法，是解除心理疲劳的有效措施。通过训练和学习，可以调整血压、心跳、体温等，达到自我控制生理状况的目的。

（1）放松。双脚平落在地面上，双目微闭，深吸气后再慢慢呼出，让放松感传遍全身各部位。

（2）静思。充分运用想象，把自己置身于愉快的大自然中，尽量地体验所想象环境带来的美好感觉。

（3）冥想。把心理疲劳导致的生理不适，想象为某种实体，以自己所能接受的方式把它除掉，从而达到康复的目的。例如，如果身体某部位疼痛，可以想象为一些细菌聚集在一起，然后冥想有大量的白血球把细菌包围起来，并且逐渐把它消灭。

（4）收式。冥想结束前先做好思想准备，再慢慢睁开双眼，把注意力转移到房间里，全部过程结束。

小贴士

静思冥想法简单易行，一天可做多次，能取得显著的效果。

四、冥想时呼吸的方法

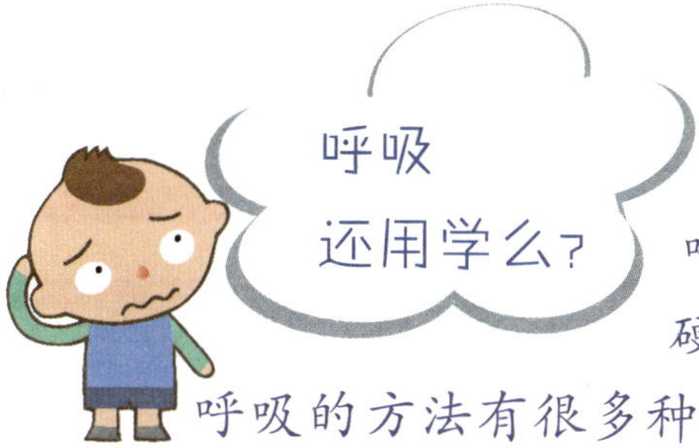

冥想时应该采用正确的呼吸方式让自己心情平静！

我们平常的呼吸被称为“肩式呼吸”，也就是说只用了肺部的上半部来呼吸。长期采用这种呼吸方式，会造成胸部、肩部的肌肉紧张，脊柱僵硬，大脑供氧不足，久而久之，就会出现头晕、头痛等不良现象。

呼吸的方法有很多种，老师在课堂上都会教授，大家注意掌握。这里只介绍两种常用的呼吸方式——“腹式呼吸”和“胸式呼吸”。

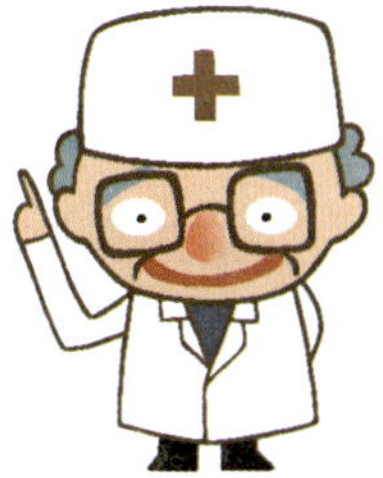

1 腹式呼吸

将双手放在肚脐下方小腹区域，不要施加压力。吸气时，小腹涨起，双手被小腹抬起；呼气时把腹部收紧，小腹回落。当气将呼尽时双手微向下施压，感觉肚脐内收并上提，彻底呼尽肺部残留气体。深深吸气，手随腹部隆起而上升，注意胸部不要扩张。缓缓呼气，腹部向脊柱方向用力收紧，尽可能将空气从肺部逐出。

效果：

可以调节压力系统从而为身心减压，还有助于调节循环和呼吸系统的紊乱，所有的腹部器官得以按摩，促使各内脏腺体以正常的方式分泌激素。

2 胸式呼吸

以自己最舒服的姿势坐定，腰背挺直，脊柱向上拔高。将双手放在胸两旁的肋骨两侧，不要施加压力。收缩腹部，深深吸气。在保证腹腔壁内收的前提下感觉肋骨架下部升高并向两侧推出。然后缓缓呼气，向内、向下放松肋骨。重复，在吸与呼的过程中始终收缩腹部，感觉肋骨架像一架手风琴那样向两侧扩张和收缩。熟练之后把手放下来。

效果：

加强腹肌肌力，镇静心脏，净化血液，改善循环。其实每个人平时的呼吸都是胸式呼吸，只是比较浅短，经常练习这样深长的胸式呼吸，可以帮助把体内的废气、淤气排出体外。

五、坐姿与手势

练习冥想时的姿势，以舒适为第一要素，以便于放松身心，可以采用站、躺、坐等任何姿势。

下面简单介绍两种常用的坐姿：

简易坐

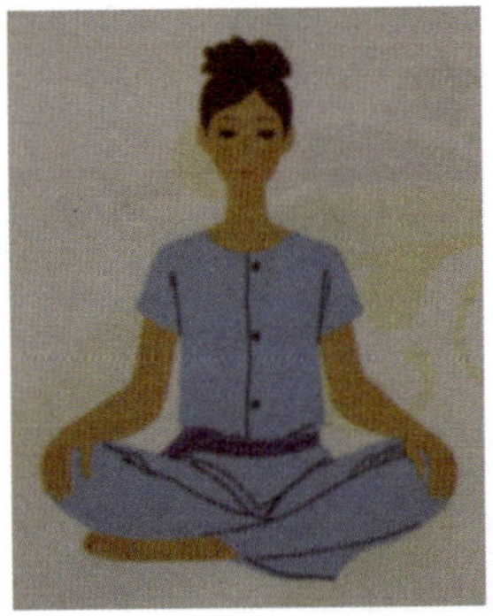

姿势说明：

1.坐在地上，两腿向前伸直，自然呼吸。

2.双腿交叉，左脚压在右腿下方，右脚压在左腿下方，同时挺直脊背，下颌收紧。

练习要领：

在做的过程中，头、颈和躯干应保持在一条直线上。

脊背挺直，下颌内收，使头、颈和躯干保持在一条直线上。

小贴士

如果你的一个膝盖受过伤。那么在坐下来时可以把一条腿伸直。

半莲花坐

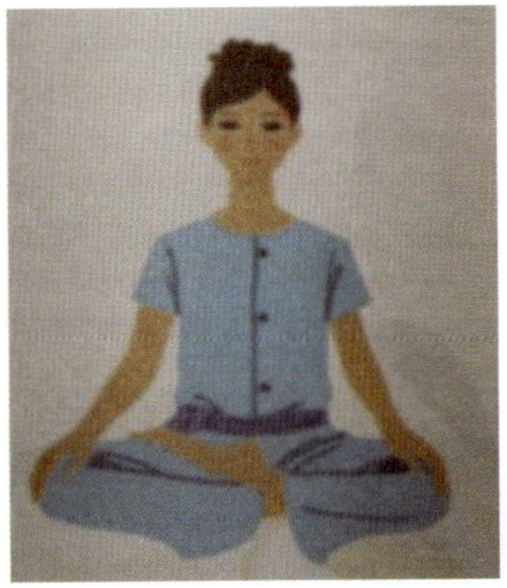

姿势说明：

1.坐在地上，腿向前伸直。

2.右小腿弯曲，右脚脚底板顶在左大腿内侧，脚心朝上。

3.曲起左腿，将左脚放在右大腿的上面，这就是半莲花坐。

练习要领：

脊背挺直，下颌内收，使头、颈和躯干保持在一条直线上。

冥想时手的姿势

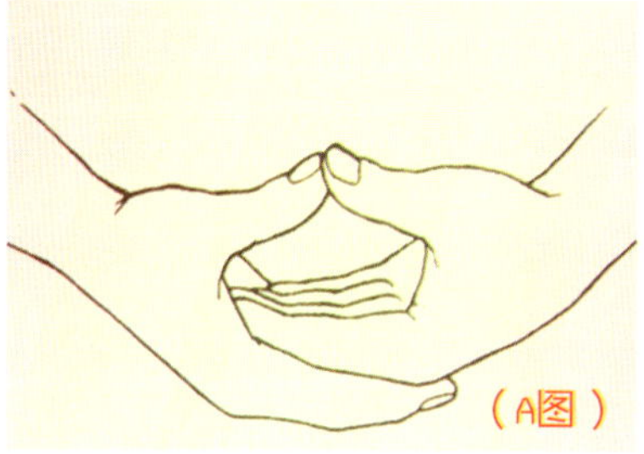

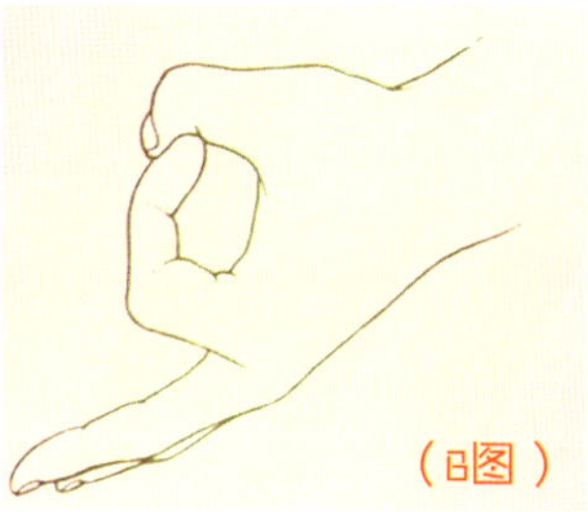

把手放在膝盖或大腿上，手肘放在身体两侧，肩膀放松。

选择下面两种姿势的一种：

A.你的左手握住你的右手；

B.把两只手放在大腿或膝盖上，掌心向下；或者双手放在大腿或膝盖上，掌心向上，大拇指和食指尖微接。（参照B图）

如果没有教师引导，该如何自己练习冥想呢？

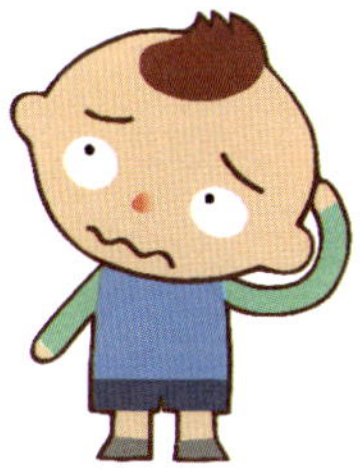

1.建议寻找一些带引导词的冥想音乐（如张蕙兰瑜伽冥想系列音乐）；

2.一周至少要做两次静心冥想训练，条件允许时请天天练习，傍晚或清晨空腹时最佳，坚持不间断地练习会达到更好的效果；

3.使用蜡烛、香薰等辅助措施能提升效果。

作业

1.冥想之后记录冥想日记，将冥想练习的感受记录下来，记录得越清楚、越详细就越好。

2.冥想之后思考并分析自己的内心，感受心理的变化。

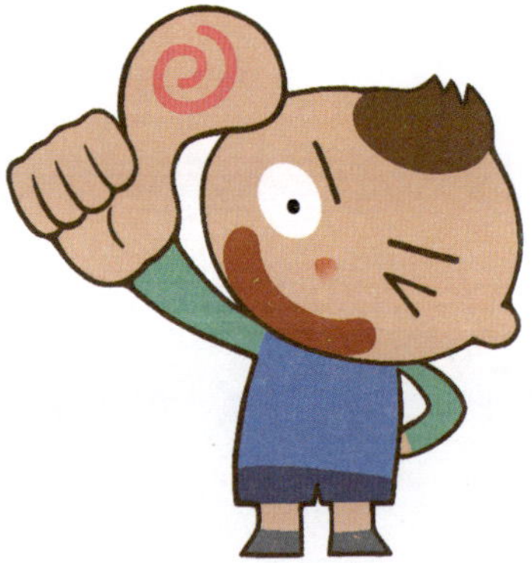

第八训

康复习惯的养成

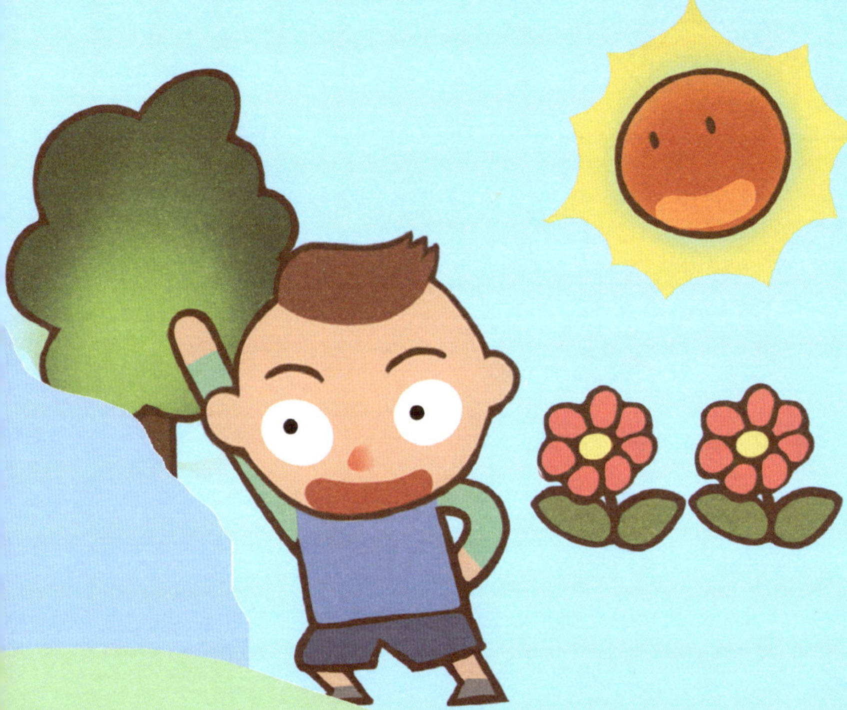

导 语

前面的训练，帮助大家提高了身心素质，为巩固拒毒效果打下了坚实的基础。

本训主要帮助大家纠正心理和行为上的偏差，以大量的拓展和康复训练活动代替了以往的课堂化教学，在轻松活泼的游戏活动中接受教育，纠正恶习，逐渐养成良好的行为习惯，为最终成功戒断毒瘾提供保障。

一、康复习惯养成的意义

1.习惯的定义

一种条件反射、一个动作、一种行为多次重复，就能进入人的潜意识而变成习惯性动作。行为一旦变成了习惯，就会成为人的一种需要。

2.康复习惯养成的意义

（1）加速思想改造；

（2）养成良好的行为习惯；

（3）建立健康有益的生活方式；

（4）延长保持操守时间。

良好康复习惯的养成，可以使戒毒人员掌握健康习惯养成的方法，改变原来的恶习，矫正不良行为习惯，逐渐养成良好、健康的习惯。

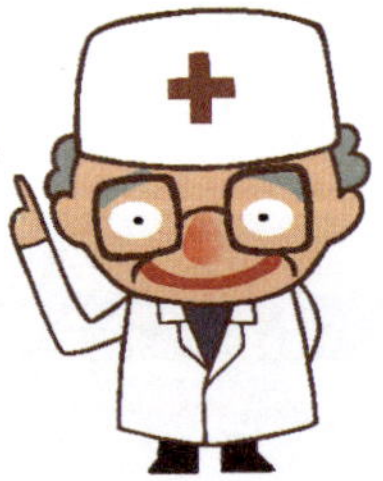

二、良好的康复习惯

良好的康复习惯

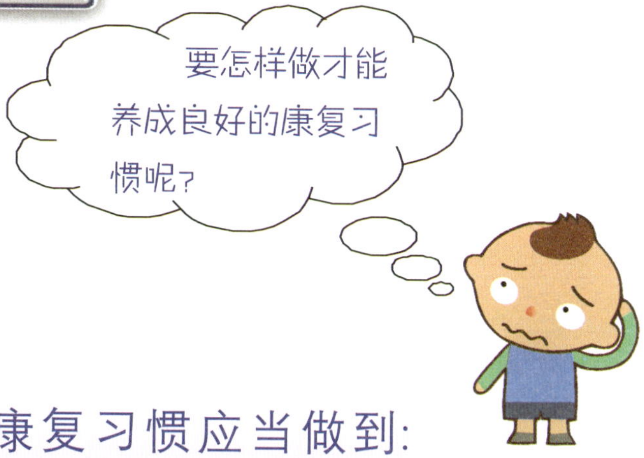

养成良好的康复习惯应当做到:

(1) 每日进行一到两次的放松或静坐训练;

(2) 寻找支持者，寻找能够在你有困难的时候给予你支持或帮助的人;

(3) 培养新爱好，参加体育及娱乐活动，及时转移注意力;

(4) 每天进行自我激励，例如，“我相信我能行”、“我日益健康而强壮”;

(5) 善于帮助他人;

(6) 每日反省;

(7) 帮助个人成长及改变生活方式的其他活动。

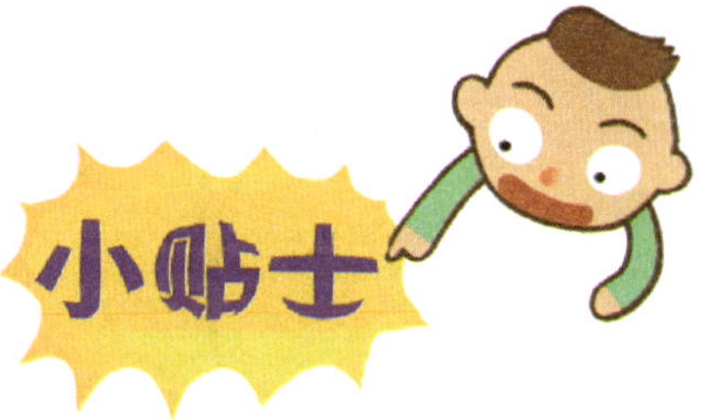

遇到困难，不要气馁，把困难告诉你的家人或者你最信任的人，请他们帮助你。别忘了，家人是你最可靠的依赖!

三、康复习惯养成计划

康复习惯养成计划的要素

（1）制订计划前，要先确定目标，并加以重复巩固；

（2）记住给你确立的目标设置一个明确的期限，要具体到年月日；

（3）要有具体的实施步骤；

（4）每天记录和总结计划的完成情况。

（5）要随时随地保持乐观、平稳、积极向上的心态。

温馨提示

计划的执行贵在持之以恒哦！如果不能够坚持按照计划进行的话，那么再完美的计划也是没有用的！

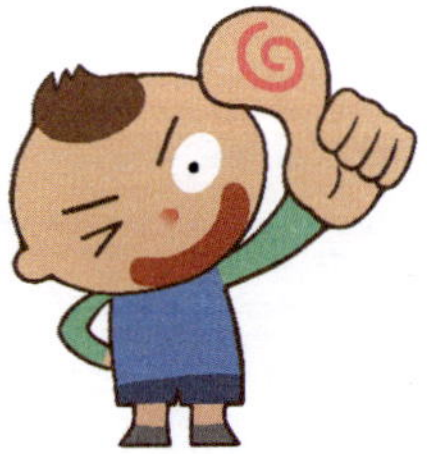

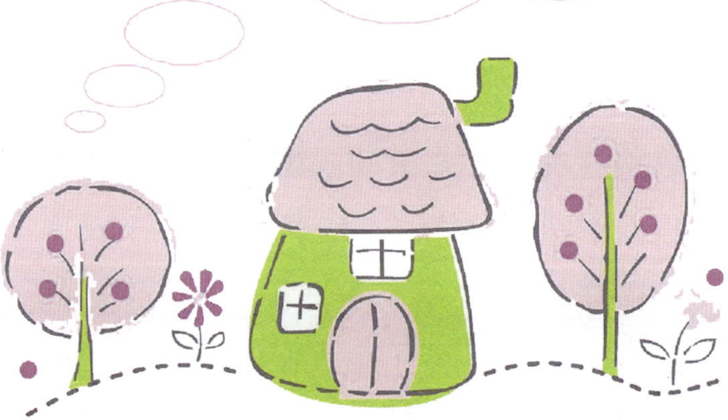

康复习惯养成计划范例

例如：跑步计划

小强过了30岁，发现自己肚腩上的肥肉越长越多了。

为了减肥并养成跑步的习惯，他为自己制订了一个跑步计划。

目标：3个月内实现20分钟跑完3 000米。

时间：2011年6月1日至2011年8月31日。

步骤：

（1）6月1日至6月20日，每天早晚跑步各一次，每次坚持跑完10分钟，不计跑步速度和距离。

（2）6月21日至6月30日，每天早晚跑步各一次，每次坚持跑完15分钟，不计速度和距离。

（3）7月1日至7月31日，每天早晚跑步各一次，每次坚持跑完20分钟，每天增加跑步的距离。

（4）8月1日起，每天坚持跑完3 000米，并计时，每天跑完3 000米的时间逐渐减少，到8月15日实现20分钟内跑完3 000米。

（5）8月16日起至8月31日，巩固跑步成果。

（6）长期保持。

注意事项

1.注意根据自己的生理特点、所处环境等实际情况来制订习惯养成计划，切忌把目标定得太高，否则无法实现会打击自己的信心。

2.计划要留有修复和完善的余地，不要定得太紧，要尽量留下“应急性”的时间和空间。

3.每天回想一下当天执行计划的情况，如果遇到困难，不要气馁，要记住，良好康复习惯的养成贵在坚持！

4.在取得进步的时候，别忘了给自己一点小小的奖励，增强自己的自信心！

四、康复习惯养成的方法

一、突破法

大家试过针灸吧？针灸时，穴位不准，不但会给病人带来痛苦，甚至还会造成严重的后果。习惯养成的“突破口”，就像针灸时的“穴位”。“穴位”找对了，良好的习惯也就离你不远了。

别忘了，在“扎针”的同时，要持之以恒，即使没有人监督，也要坚持，这样习惯就能成自然。

操作方法

1.了解自己。了解自己就是认识自己的优势，扬己之长，避己之短。

2.虚心听取建议。在寻找“突破口”的过程中，希望你能听取他人的建议。所谓“当局者迷、旁观者清”，有的时候旁观者往往能发现你“隐藏”着的优点。

3.强化训练。对自己进行必要的训练和强化，在一定时期内，如果自己出现某些不良的行为习惯，就要及时进行强制改正。

二、自我控制法

自我控制就是在习惯养成的过程中，自己控制自己的行为，并承担可能出现的后果，这种方法适合冲动型的人使用。

操作方法

1.确定一个明确具体、程度适宜的行为目标；
2.确定不相容的行为；
3.增加非期望行为发生的难度；
4.加强自我监督和鼓励；
5.寻找他人的支持。

三、情绪疏导法

要培养良好的习惯，不但要打造自己的行为，还要理清自己的思路，纠正自身可能存在的偏执的、不合理的、情绪化的认知，需要进行情绪疏导。塑造良好行为习惯，纠正不良习惯，除了可以从调控外显行为和刺激环境达到目的以外，还可以深入到个体内部思想的改变。

操作方法

1.确定一个具体的情绪疏导目标；

2.每天把自己出现的不合理情绪记录下来；

3.针对自己记录的不良情绪有意识地作出改变；

4.加强自我监督和鼓励；

5.让自己信赖的人进行监督，每当出现不合理情绪时，自愿接受惩罚。

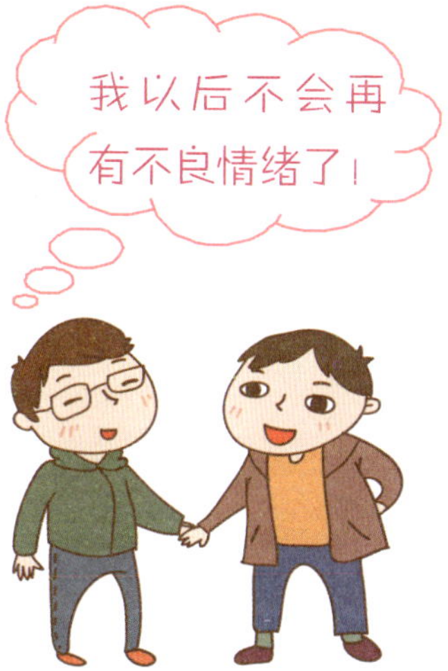

四、反复训练法

习惯是一种动力定型，是条件反射长期积累和强化的结果，因此必须经过长期、反复的训练才能形成。严格要求，反复训练，是形成良好习惯的最基本的要求。

操作方法

1.明确目标、行为，不断重复加以巩固；

2.进行自我激励，建立自信心；

3.持之以恒、严格的训练是养成良好行为习惯的必经之路；

4.实现阶段成果后，要保持清醒的头脑，不可以骄傲自满；

5.及时总结。

五、及时纠正法

在习惯养成过程中，出现不适宜的甚至错误的行为是很平常的，一旦出现这种情况，就要运用“及时纠正法”，即针对习惯培养中可能出现的不适宜或错误行为，要在第一时间认识到，并及时纠正。

操作方法

1.确定培养目标；

2.明确不良（或错误）行为；

3.制定强化措施；

4.充分发挥联帮互助小组的作用，相互监督、共同促进。

六、持之以恒法

习惯不是一时半会养成的，必须有持之以恒的决心作为基础。真正有意义的事情都不是轻易就能做成的。要想成功就一定要坚持，尤其是在最困难的时候，一旦放松，就可能前功尽弃。

操作方法

1.明确自己的目标；

2.持之以恒地学习；

3.正确看待前进路上的困难；

4.暂时成功后仍要坚持；

5.及时总结。

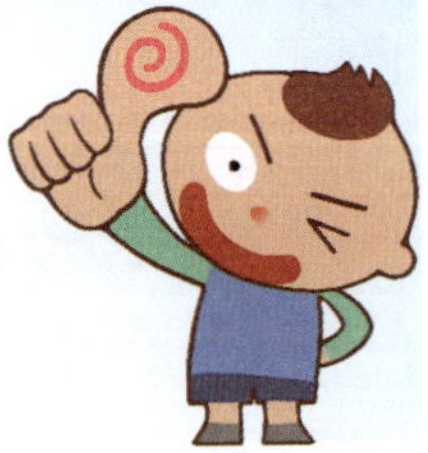

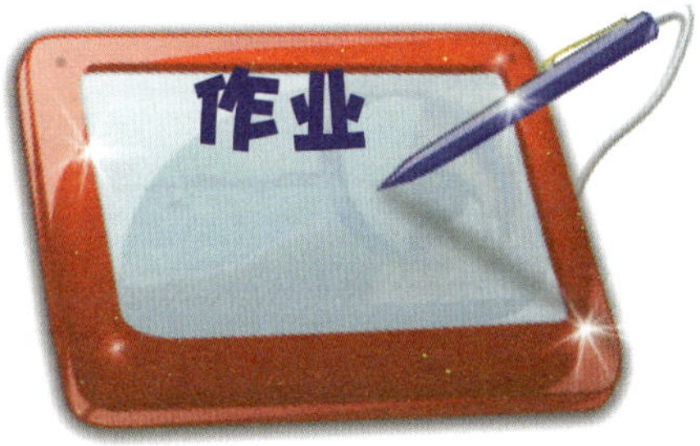

1.制订一份适合自己的习惯养成计划。

2.记录一些自我心理暗示用语，如“我能行”、“相信我会成功”、“我能如愿”等。

3.当自己在戒毒康复的道路上遇到困难时，你将如何运用所学的康复习惯养成方法来解决?

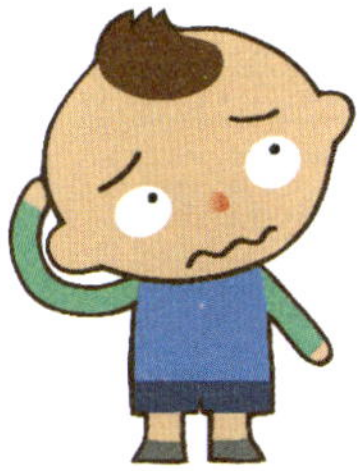

第九训

回归社会适应

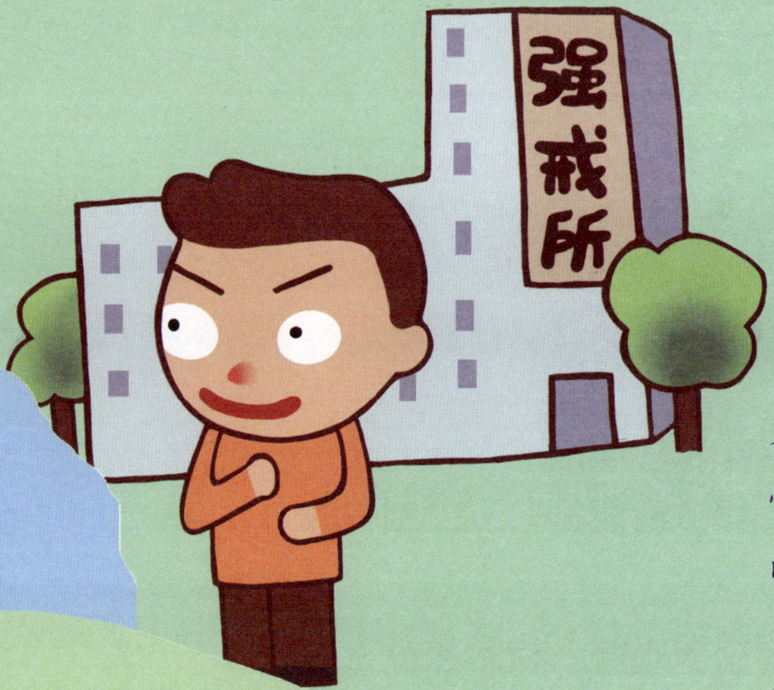

导语

通过前面的训练，大家已坚定了戒毒信念，掌握了修复个性缺陷的方法和拒毒的技巧，并形成了较好的康复习惯，基本戒除了毒瘾。下一步，大家将回归社会，即将面临如何适应并融入社会的问题。

本训将通过分析大家回归社会可能遇到的问题，从心理方面、融入家庭社会方面、就业方面以及寻求社会帮助方面，提出相应的建议。

希望大家通过本训的学习，掌握适应社会的技巧和方法，获得寻求帮助的渠道，积极创造有利的社会环境，最终达到重新融入社会、彻底戒除毒瘾的目标。

一、回归社会的心理状况

1.回归社会的不同心理

心理类型	主要表现
1 坚决不复吸	（1）信誓旦旦，时时、事事注意，不和与毒品沾边的人或事接触，保持良好的康复习惯
2 对新生活充满渴望却又害怕	（2）渴望开始新生活，但害怕不被接纳，更害怕会复吸。情绪起伏不定，生活在矛盾中，对人处事过分小心、惶恐、忧心忡忡
3 对将来感到迷惘	（3）对戒毒失去信心，且文化水平、工作的技能水平不高，谋生是个问题。不知应该干些什么，能够干些什么，终日迷茫
4 直接奔毒品而去	（4）认定此生要与毒品相伴，吸毒是生活的主线，戒毒是插曲，是“休养生息”。回归社会意味着能再次享受毒品带来的快感

2.不同心理的应对建议

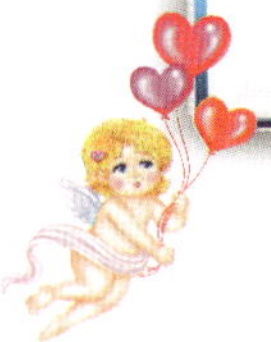

正确认识

任何心理都是在一定的环境下产生的。戒毒人员在回归社会后，由于自觉或不自觉地将自己与毒品联系在一起，并引起很多相关的联想，就会产生不良的心理反应。

大家要正确认识到吸毒是一种很容易反复的行为，戒毒必须经历很长一段时间，是一个相当曲折的过程。很多人想一下子或短时间内就把毒瘾彻底戒掉，这是不可能的。所以必须把彻底戒掉毒瘾当成长期目标，正视现实，靠制定并实现一个个短期目标来实现最终的戒毒目的。在这个过程中会碰到很多困难，重要的是正确认识它，并努力克服它。

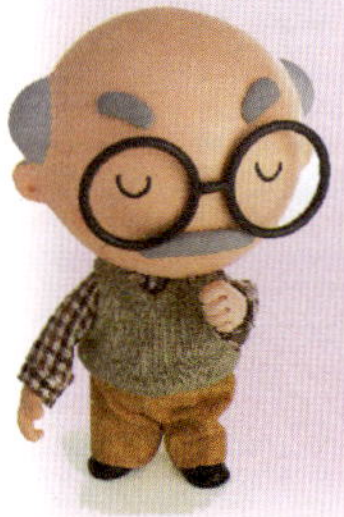

应对措施

（1）坚定决心的同时，要善用学过的方法和技巧，多借助外界的力量，制订完整的康复计划，按照计划逐步实施。

（2）坚定信念，相信自己能抵抗毒品诱惑，能被社会接受。主动找出担心害怕的事并用学到的技巧去解决，建立信心。这种情况主要是心理问题，只要过得了“心理关”，问题就迎刃而解了。

（3）主动出击，多找事干，看自己能干什么，适合干什么，只有不停地尝试才能发现自己的能力。

（4）培养更多的、健康的爱好，体验和享受其乐趣。设法使自己有所寄托，不留有空余的时间和精力，以有效地转移对毒品的心理依赖。

二、接纳与信任

只有获得了家庭和社会的接纳与信任，才能重新在社会中立足、生存、发展，从而体现人生价值，实现人生目标。

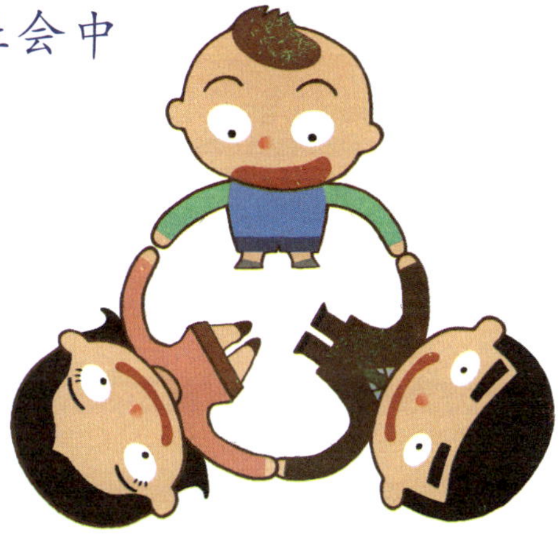

（一）家庭的接纳与信任

1.认真悔过，得到家人的谅解

（1）理解家人，正确面对家人的责骂与冷遇，耐心寻求家人的谅解。

（2）克服怨恨情绪。不要抱怨家人，正视自身过错，自己是毒品的受害者，家人更是受害者。

（3）塑造积极的心态。不要内疚和自卑，猜疑他人。要保持积极的心态，主动接触他人。

（4）谨慎交友。回归社会后坚决不接触以前那些“道友”。交友要“亲君子，远小人”。

2.诚实自律，得到家人的信任

（1）精诚所至，金石为开，以诚实做人开始，用实际行动证明自己。

（2）适应环境，保持良好的习惯。把在戒毒所养成的良好习惯带回家，继续保持，以好形象赢得家人好感。

（3）严于律己。自己独处时要时刻以规范的、符合社会道德的标准要求自己，培养自觉性。

3.感恩图报，得到家人的爱护

家人对自己从心里是无法舍弃的，即使伤透了心也情感犹存，为报答所有关心、爱护你的人，为抚平家人的创伤，更应该体贴关心家人，才会得到家人的谅解和爱护。

（二）社会的接纳与信任

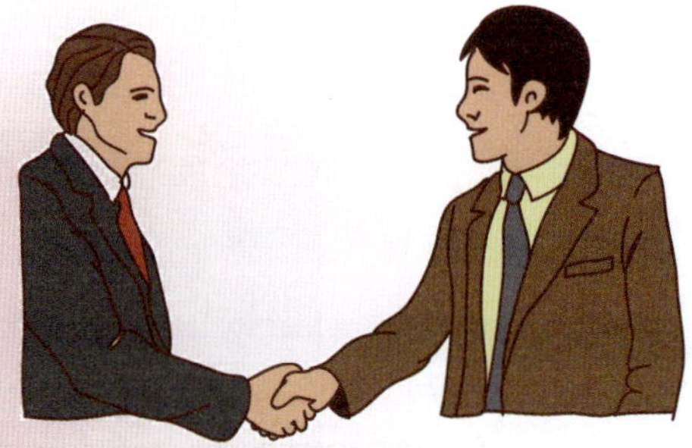

1.正确处理邻里关系

（1）挺起脊梁做人。克服自卑、自怜的情绪，自信地向邻里展示自己戒毒后的新姿态。

（2）诚信、谦让和包容。交往中要以诚为本，谦让包容，不计较个人得失。

（3）强化行为养成。保持良好形象，不做让自己处境尴尬、不受欢迎的猥琐之事，如蓬头垢面，衣冠不整，打听他人的私事等。

（4）学会关爱他人。要想他人尊重关爱你，就要首先尊重关爱他人，勿以善小而不为，平时多关心爱护他人。

2.主动融入社会

（1）主动与人交往。积极主动与人交往；要与合不来的人多沟通；要学会欣赏他人，赞扬他人。

（2）讲究文明礼貌。多向他人展示自己的礼貌，这是自身素质良好的表现，是对他人尊敬的表现。

（3）用真诚的微笑温暖他人。要学会真诚微笑，以此赢得他人的好感、帮助和信任。

3.重建信任

（1）冷静思考。分析自己出现信任危机的主客观原因，并努力去消除其中的消极因素。

（2）完善自我。慢慢改善自身缺点，争取上进；要善解人意，克服孤独、偏执的个性。

4.参与社会青年志愿者队伍

志愿服务对社会公益事业的帮助很大，也能很好体现志愿者的自身价值。在北京奥运会和广州亚运会上，志愿服务得到了全世界的好评。戒毒人员回归后要想得到社会的信任，参与志愿服务是一个很好的方法，多参与志愿服务，充实自己，赢取社会信任。

三、就业指导

就业的必要性

经调查发现，有超过七成的被访者认为戒毒后需要有份工作；而半数的被访者认为导致自己复吸是因为就业难。戒毒人员回归社会后，就业成为他们立足社会的根基，是摆脱吸毒高危情境的重要条件，是实现人格独立、体现自我价值、坚定戒毒信念的有效手段，是防复吸、保操守的关键环节。

就业指导

1. 正视就业歧视——不要灰心，不要仇视，要有足够的诚心与耐心
2. 学习劳动技能——学习社会需要的劳动技能
3. 结合个人实际——明确自己的实际能力，找合适的工作
4. 寻求地方政府帮助——参加劳动部门的培训与招聘，申请援助

四、寻求社会帮助

1. 社区帮教模式（政府部门）

（1）《中华人民共和国禁毒法》

［第三十四条］城市街道办事处、乡镇人民政府负责社区戒毒工作。

城市街道办事处、乡镇人民政府可以指定有关基层组织，根据戒毒人员本人和家庭的情况，与戒毒人员签订社区戒毒协议，落实有针对性的社区戒毒措施。公安机关和司法行政和卫生行政和民政等部门应当对社区戒毒工作提供指导和协助。

城市街道办事处、乡镇人民政府，以及县级人民政府劳动行政部门对无职业且缺乏就业能力的戒毒人员，应当提供必要的职业技能培训、就业指导和就业援助。

（2）《戒毒条例》

［第四条］县级以上地方人民政府民政、人力资源社会保障、教育等部门依据各自的职责，对社区戒毒、社区康复工作提供康复和职业技能培训等指导与支持。

［第五条］乡（镇）人民政府、城市街道办事处负责社区戒毒和社区康复工作。

［第七条］戒毒人员在入学、就业、享受社会保障等方面不受歧视。对戒毒人员戒毒的个人信息应当依法予以保密。对戒断3年未复吸的人员，不再实行动态管控。

2. 社区工作模式（民间团体）

《戒毒条例》

［第八条］国家鼓励、扶持社会组织、企业、事业单位和个人参与戒毒科研、戒毒社会服务和戒毒社会公益事业。

大家回归社会后，可以通过一些社会团体获取帮助。这些社会团体都是非营利性机构，是由政府授权的，充分利用民间资源，社会多方参与，为大家提供戒毒康复服务的，其所提供的具体戒毒康复服务由专门的禁毒社工来实行，具有专业化、服务化的特点，比较细微、深入，照顾到不同戒毒人员的不同需要。

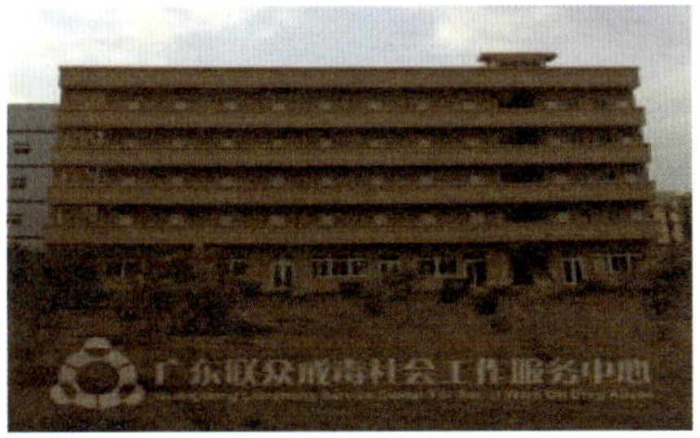

例如：广东联众戒毒社会工作服务中心

其建立的“联众菩提园”社区康复项目是以安置戒毒人员工作为主的实务创新模式，着力培养出一大批的专业戒毒社工，为戒毒人员提供就业岗位、专业的生活辅导、防复吸训练支持和康复管理。

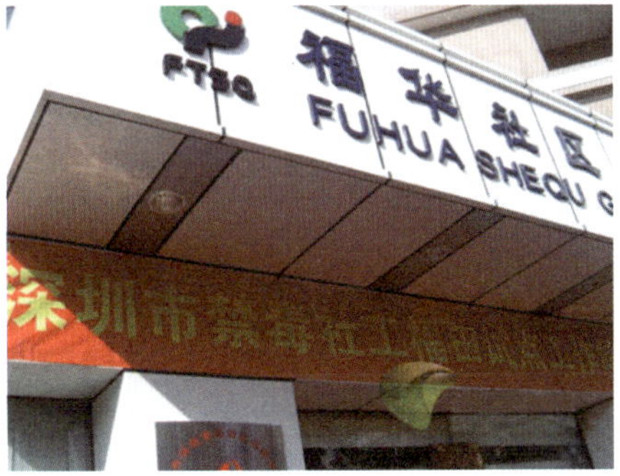

又如：深圳市禁毒社工福田试点工作站

采取“政府购买、民间运作”的方式，委托社会工作服务机构，选聘具有专业知识的社工为禁毒社工。禁毒社工以平等姿态与戒毒人员接触，建立详细的个人情况登记表，制订具体康复方案，为戒毒人员逐步实施个性化、阶段化的社会心理康复治疗。

3. 戒毒康复场所模式

2004年10月以来，中央领导多次指示：要通过新建、改建、扩建，建成一批综合性的戒毒康复场所，集中安置一批多次戒毒复吸人员；对吸毒人员等高危人群要有针对性地完善政策措施，加强治疗、教育、管理，绝不能漏管失控。

2006年底，广东作为全国司法行政系统戒毒康复工作首批试点省份之一，依托省三水劳教所建成戒毒康复中心（后独立建制，定名为“广东省三水戒毒康复管理所”）。

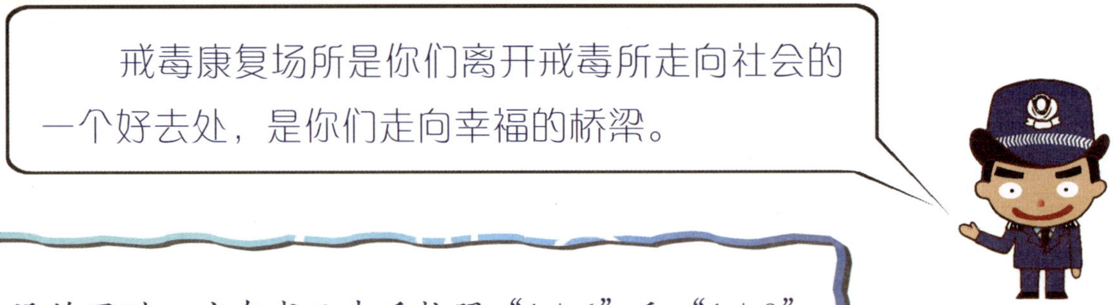

近年来，在抓好司法部试点单位建设的同时，广东省又先后按照“1+6”和“1+9”的模式积极推进戒毒康复场所建设。“1”就是以司法部的试点单位广东省三水戒毒康复管理所为龙头，打造一流的“戒毒康复示范单位”；“6”就是2008年在增城、广州、深圳、梅州、惠州、江门劳教场所设立6个戒毒康复区域；“9”就是在6个康复区域的基础上，扩大广州、湛江、汕尾劳教所戒毒康复规模。目前，广东省形成了由省三水戒毒康复管理所和9个康复区域组成的“1+9”建设格局，戒毒康复场所覆盖珠三角和粤东、粤西地区。

特别介绍：广东省三水康福苑

广东省三水戒毒康复管理所，又名“广东省三水康福苑”，简称“康复所”，是一个集“戒毒、治疗、劳动、康复、就业”于一体的综合性戒毒康复场所，按照“花园式、园林式、庭院式”标准建设，环境优美、生态宜人，设施完善、生活便利，功能齐全、适宜康复，设置男康复区、女康复区、家庭康复区、康复训练区、技能培训区、医疗康复区等功能区域，配设购物超市、心理医治中心、医务室、文体活动室、就业指导中心，是康复人员戒除毒瘾的“新天地”、康复身心的“安全岛”、回归社会的“中途站”。戒毒康复工作填补了戒毒流程体系中后续照管这一空白，对降低复吸率、维护社会稳定、促进社会和谐有积极的作用。创办3年来累计收治康复人员近5 000人，戒毒康复人员平均月收入1 500多元，康复时间3年以上有12人，2年以上有40多人，1年以上70多人，20多名康复人员在所安家立业，成为全国开办最早、收治最先、规模最大、成效最好的综合性戒毒康复场所之一。

康福苑坚持“自愿来、留得住、康复好、戒得断”的工作要求，坚持“自愿为前提、安全为保障、生产为平台、康复为目标、续管为责任”的工作原则，探索“契约管理为基础、星级管理为核心、自主管理为主导、团队管理为补充”的管理方式，实施“教育辅导+就业培训+康复训练”的科学康复方法，构建“所地合作、所所合作、所企合作、所校合作、所家合作”的发展模式。广东省三水康福苑正致力于深入探索完善生理脱毒、身心康复、融入社会“三位一体”的戒毒康复模式，努力建设成为戒毒治疗的医院、劳动康复的基地、培养技能的学校和安全无毒的社区。

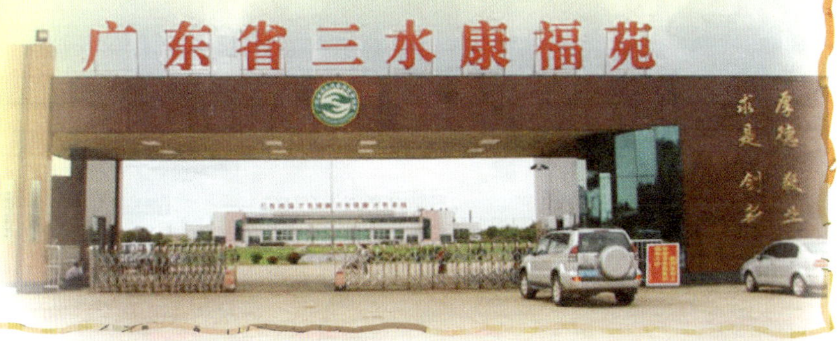

作业

1.回归社会后，如果家人、社会不接纳不信任你，你应该怎样去获取他人的信任呢?

2.回归社会后，如果发现自己快到复吸边缘了，应该怎样寻求帮助?

寄　语

学员们：

当你们认真进行戒毒脱瘾九项训练，真正从训练中磨砺出来，就不再是毒魔的傀儡，而是一群具有强大拒毒、防毒能力的人。

昨天，你们为摆脱毒魔而苦苦挣扎，努力掌握戒毒知识和技巧；今天，戒毒脱瘾九训已成为你们开启幸福之门的金钥匙；明天，你们还要靠戒毒脱瘾九训这一有力武器，去捍卫自己幸福的生活。

请牢牢记住曾经的教训，不断巩固已有的成绩，在未来的日子里，坚持不懈地落实戒毒计划，将戒毒脱瘾九训内容固化为自身行为习惯。请相信：幸福生活不是梦，它一定属于矢志不渝地践行戒毒脱瘾九训行为的你。

戒毒脱瘾九训编委会

2012年3月9日

图书在版编目（CIP）数据

戒毒脱瘾九训简易读本/施红辉主编.—广州：暨南大学出版社，2012.11
（戒毒脱瘾九训系列）
ISBN 978-7-5668-0217-0

Ⅰ.①戒… Ⅱ.①施… Ⅲ.①戒毒—通俗读物 Ⅳ.①R163-49

中国版本图书馆CIP数据核字（2012）第103664号

出版发行：暨南大学出版社

地　址：中国广州暨南大学
电　话：总编室（8620）85221601
营销部（8620）85225284 85228291 85228292（邮购）
传　真：（8620）85221583（办公室） 85223774（营销部）
邮　编：510630
网　址：http://www.jnupress.com http://press.jnu.edu.cn

排　版：广州市天河星辰文化发展部照排中心
印　刷：佛山市浩文彩色印刷有限公司

开　本：850mm×1168mm 1/16
印　张：7.375
字　数：140千
版　次：2012年11月第1版
印　次：2012年11月第1次

定　价：29.00元